JN084530

フィンガーヨガ
ムドラ

ずっと健康で、幸せで
心の安らぎを持ち続けられる
簡単なテクニック

著者
ゲルトルート・ハーシ
Gertrud Hirschi

翻訳
桑平 幸子

Original title: Mudras - FingerYoga für Gesundheit, Vitalität und innere Ruhe
by Gertrud Hirschi
New edition © 2003 by Arkana Verlag, München
a division of Verlagsgruppe Random House GmbH, München, Germany

Published by arrangement through Meike Marx Literary Agency, Japan

※2019年3月発刊の『ムドラ全書』および2020年7月発刊の『ムドラ瞑想』内のムドラの名称や効果などにおきまして、本書と必ずしも一致しているというものではございません。それぞれの著者の解釈を優先し、そのままの翻訳といたしました。どちらが正しいということではなく、感じ方は人それぞれですので、ご自分に合ったムドラをおこなってくださいますようお願い申し上げます。

目　次

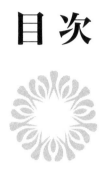

第1章
ムドラの概念を探求する

第2章
ムドラ

第3章
応用編

付録

具体的なムドラ

謝　辞

　　　　　人の人間がこのような作品をたった一人で完成させることは決して
　━━━◂　できません。本書を書くためには多くの方々の力をお借りしました。
　　　一般的なムドラについての知識、理解を得る過程や効果について
の研究内容の共有など、多くの方が私を助けてくれました。このプロジェクトが始
まる数カ月の間、私は科学的または実用的な基礎においてムドラと関わった人々に
「偶然にも」出会いました。彼らは長年上手にムドラを使用していて、私が使用
する際にその知識を惜しみなく与えてくれました。また、私のヨガの生徒の中には
ムドラを試して、新たな発見を実感した人たちもいます。私を支援してくれた人々
に心の底から感謝したいと思います。

　自分のムドラの一部を私に使わせてくださり、個人的にも力を貸してくださった
キム・ダ・シルヴァ（Kim da Silva）氏に心から感謝します。さらに彼の提案や
補足にも感謝したいと思います。同じく、ハーブについて助言いただいたエリザ
ベス・スチュドラー氏にも感謝しています。彼女の植物に対する知識、情熱、愛
情のおかげで、私の心は温かく広がるのを感じました。

　100通り以上もの手を描いてくれたイト・ジョヨアモジョ（Ito Joyoatmojo）氏
にも感謝します。38、39ページの手の絵はG.ヒューリマンの『Handlesen』
（Wettsbilt）からの引用です。私の原稿を手助けしてくれたエリカ・シューラー
-コニエッツニー（Erika Schuler-Konietzny）氏にも大変感謝しています。

読者のみなさんへ

本書では、あなたとあなたの愛する人たちや、たとえ今はベッドに入ったまま動けない人たちなどにも、病気の重さにかかわらず、それらを癒す実用的な手助けの方法をお伝えします。

ほとんどの健康障害は、体または心と感情のレベルに関わらず、心と体の休息が取れないことや、過度なストレスや悩みごとが原因で発症します。私自身が身も心も不安定な状態を経験し、ムドラの助けを借りてその対抗策を編み出してきたため、現在では身心共に健康で幸せだと感じることができるようになりました。特にムドラは、ほんのわずかな努力でできるので、私も楽しんで使っています。ムドラはいつでもどこでも、どこに住んでいても行うことができるのです。

ストレスに支配されがちな毎日の中、私たちは時として待ち時間を取らざるをえない場合があります。交通渋滞で動けないとき、カウンターの列に並んでいるとき、電車に乗り遅れたとき、コンピュータの前で処理を待っているとき、インフルエンザや骨折でベッドに寝ているとき、または食事を準備したのに愛する人が家に帰ってこないとき、あなたの気分はどう変化しますか？　これらはすべて苛立ち、内なる葛藤、フラストレーションの時間となる恐れがあります。しかし、それらを自省の時間に変えることもできます。

今の私には、偶然に与えられた待ち時間がとても貴重なものだとわかります。外の世界から与えられたものでも、自分の内面から生じたものでも大切な時間です。それらは休息の時間でもあり、そうした時間を使って私は新たな見識を得て、新しい視点や、新しい原理を作り出すことができます。ヨガでは内なるできごとと

その影響を湖に例えます。毎日の生活では、思考と感情は常に動いていて、こうした動きを湖の波に例えることができるのです。風が吹くと空気（心）は水（魂）を動かして波を形成します。揺れ動く水の中をのぞいても、すべてははっきりと見えません。自分の顔と周囲の世界はゆがみ、雲（落ち着かない不安な気持ち）が太陽（神の象徴）を覆います。しかし湖が穏やかであれば、底まで見通すことができます。水中で反射する物すべてがはっきりときれいに見えて太陽の存在を再確認できます。

呼吸エクササイズ、ビジュアライゼーション、アファメーションを組み合わせてムドラを使用することで、私は内なる平和と静けさを感じながら、今この瞬間を最大限に活かすというすばらしい経験をしています。

私は長い間、喘息とアレルギーを予防できる「栄養」と「ハーブ治療」に興味を抱いてきました。何を食べるかによって私たちの健康がいかに左右されるかということや、食べ物と健康についての情報を学びました。［詳しくは本書の付録Aをご覧ください］

本書でとり上げているほとんどのムドラには、ハーブ研究の分野では著名で経験豊富な薬剤師エリザベス・スチュドラー氏と一緒に1〜2つのハーブを選んで記載しています。彼女は健康でバイタリティに満ちていて、実年齢よりも15才は若く見えます！ 彼女が知識を実用化して、それが機能している証拠です。私たちがあえて特別なハーブティーのレシピを載せないと決めたのは、ハーブの成分をチンキ剤、トローチ剤、あめ玉、軟膏、アロマエッセンスの形や、ホメオパシーの形でも得られると思ったからです。このテーマについては付録Bを見るとさらに詳しくわかります。

本書は、普通の人だけでなく怪我や病気のためにベッドで過ごさなければならない人、また体を使ったヨガのエクササイズを行う力がもはやない人の役に立ちます。以前私は、肉体的に弱った状態が数カ月間続いたことがありました。喘息のせいでエネルギーが低下して、カップを持ち上げようと考えただけで涙を流してしまうほど弱っていたのです。今ならそれは心、体、感情のバランスが全く機能していないということを意味していたのだとわかります。当時この種の本に親しんで

いれば、体の痛みや気持ちの辛さが少しは和らいでいたことでしょう。そうした経験が心に焼きついているため、心、体と感情のバランスを整えることにつねに熱心で、それらすべてが互いに作用し合うことの重要性を本書で伝えたいと願っています。

　まずムドラの知識や効果についてよく知ってから始めたいと思う人はこのまま読み進めてください。単にどのように、どこで、いつ、どれくらい練習すればよいかに興味がある人はp.6から読み進めていただいても構いません。本書は、最初から最後まで順番に読むこともできれば、まず《心、体、魂のためのムドラ》を見てあなたに合うムドラを選ぶこともできます。どのムドラも、とても詳しく説明しているので、実際に行うときにそれ以上の知識は必要ありません。頭痛に効くなど、特定の目的に応じたムドラを探す場合は、索引でその用語を探すと、目的に合った適切なムドラがわかります。

　一つ覚えておいていただきたいことがあります。ここには治療についてさまざまなことを記載していますが、本書は医者の代わりにはなりません。みなさんは私と同じく自分の健康にアプローチすることができます。医者に健康上の不調の種類を明確にしてもらい、はっきりと診断してもらいましょう。それから自然療法を試しましょう。もしもそれらにプラスの効果が得られなければ、そのときは現代医学の薬を使ってください。医者は喜んで処方してくれるでしょう。

　本書でご紹介するムドラと神の薬に由来する療法をぜひ楽しみながら試してみてください。きっとその結果にあなたは大喜びするでしょう！

Gertrud Hirschi

ゲルトルート・ハーシ

第1章

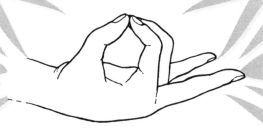

ムドラの概念を
探求する

ムドラとは何か?

ムドラは多くの意味を持つ言葉です。ジェスチャー、手の神秘的なポーズ、印相、またはシンボルを表すために使われます。そして、ムドラと呼ばれる目の位置、姿勢、呼吸法もあります。こうした象徴的な指、目、体のポーズは意識の特定の状態や過程を鮮明に表すことがあります。逆に特定のポーズは、それらが象徴する意識の状態につながる場合もあります。これは具体的には何を意味するのでしょう? 例えば、インドの神々の描写によく見られる恐れを感じないポーズを何度も熱心に行う人は、やがて恐怖から解き放たれます。このようにムドラは脳や魂の特定の領域と結びついてそれに応じた影響を与えるのです。ムドラは肉体的レベルにも効果があります。これについては《ムドラとその他のハンドセラピー》の章で説明します。

私たちは指を曲げたり、交差させたり、伸ばしたり、指で他の指に触れたりすることによって体と心に働きかけて影響を与えることができます。これはたいへんすばらしいことです。

ハタ・ヨガ[1]には25のムドラがあります。これらには目と体のポーズ(アーサナ)とロック(バンダ)※も含まれます。本書では、それらには簡単に触れるだけにして主に手のムドラを説明します。

---

[1] このヨガの流派は西洋で最も有名。体を使うエクササイズ、クレンジングエクササイズ、呼吸エクササイズを含む。

※ サンスクリット語で「ロック」、「縛る」の意。ヨガで呼吸やプラーナ(エネルギー)の流れを、身体の要所を締めつけることによりコントロールすること。インナーマッスルと同義語。

　特にクンダリーニ・ヨガ[2]では、体のポーズを行う間に手のムドラを使ってその効果を高めます。クンダリーニの名人であるロータール - ルディガー・リュトゲ氏は「クンダリーニ・ヨガは、手のあらゆる部分が体と脳の関連部分に対して反射領域を形成すると想定します。このように手は体と心を映す鏡であると考えられます」と説明しています[3]。

　私は最近ムドラという言葉を思い浮かべるとき、1つのロックの象徴だと気づくようになりました。1つのロックは必ず1つの秘密を隠しています。私たちは無意識のうちによくポーズを取って、物ごとを封印します。例えば、ある決定に特別な重みを与えるときや、他人と、または宇宙意識とさえも合意に達するときなどです。まさに同じ方法で、私たちの内なる力で物ごとを封印することもあります。自分自身と折り合いをつけているといえます。私たちがムドラの本質的要素を、いつか完璧に理解できるとは思っていません。神に触れる不思議な感触、つまり1つ1つのムドラが最終的には宇宙意識と特別なつながりを作り出すのです。

　象徴的なポーズとして、ヨガの中で最も有名な手のムドラの基本、チン・ムドラがあります。親指は宇宙（神）の象徴であり、人差し指は個人（人間）の意識の象徴です。ヨガの最終または主要目的は人間性と宇宙意識を一致させることです。このポーズで、人間はこの願望、この憧れを表します。

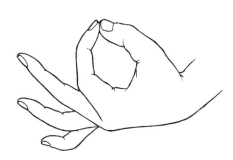

　この二本の指は、中国五大元素理論の金属元素に属します（このテーマに関する詳細は付録C参照）。金属は最高の伝導体材料で、エネルギーを伝達します。この教えによれば、金属元素はさらに宇宙世界とのつながりや、この元素の中に存在するインスピレーションや直観を生み出します。人差し指はインスピレーション（外からのエネルギー）を表し、親指は直観（内なるエネルギー）を表します。このポーズでは、直観とインスピレーションが閉じた結合体を形成します。小宇宙と大宇宙の力が結びついて相互に実を結びます。私たちが古代の教えを十分に深く掘り進めば、または十分な高さまで遠くへ進めば、自分たちが再び反対側にいることに気づくでしょう。

ムドラの起源

ムドラの起源は謎に包まれています。ムドラはアジアで発見されただけでなく、全世界で使われています。ヨーロッパの祖先は確かに特定のポーズに親しんでいて、自分たちが考えていることや言いたいことを強調したり隠したりするために使用してきました。北欧の人々がキリスト教に改宗する間、両腕を上げて神に祈るなどの多くのポーズが当初は禁止されました。そのあと、これらのポーズの一部はキリスト教の教えの中に組み込まれました。ミサで僧侶が行うさまざまなポーズをよく見ると、こうした古代の人々がどのように自分たちを表現していたかに気がつくかもしれません。私たちの日常生活でも、だれかのために幸運を祈る、喜んで手をたたく、握手する、手をつなぐ、中指を立てて相手を見下す意思を表す、といった、現在ではその起源がほとんどだれもわからないポーズを日々使用しているのです。

インドでは、ムドラはすべての宗教活動に定着した構成要素です。さまざまなムドラとハスタ（腕のポーズ）はヒンドゥー教の神々を描写するうえで重要です。それらは姿勢や特性に加えて、さまざまな神々の際立つ特徴を表します。祈りを捧げる人にはこれらの神秘的な手のポーズに宿る特殊な力、能力、特性の強さがわかります。主要な神々であるブラフマー神（創造神）、ヴィシュヌ神（守護神）、シヴァ神（破壊神）の最も有名なムドラは41、42、43、46、47、48番です。

ムドラはインドのダンスにもよく見られます。ダンスでは、言葉を使わずに手、目、体の動きで全編を演じます。

ムドラのスペシャリスト、イングリット・ラム-ボンウィット氏は「手は東洋で今なお

広く理解されている重要なシンボルを表します。インド人ダンサーは自らの手で
宇宙の生命を表現します。そのさまざまな解釈上の可能性を通して、ダンスの言
葉であるポーズの豊かなシンボリズムが心にとって言葉では表現できないほど重
要な意味を与えます…。ヒンドゥー教と仏教美術で描かれる神々のポーズは…そ
れらの機能を象徴したり固有の神話の出来ごとを思い起こさせたりします」[4] と、
みごとな説明をしています。

　ムドラはタントラの儀式でも行われます[5]。また、仏教では大きな役割を果たし
ていて、釈迦の絵画には6つのムドラがよく描かれています。これらは釈迦の教
えと人生に密接に関係しています（ムドラ番号41、43、46、47、48、49参照）。

　ハタ・ヨガは、手のポーズと体のポーズによって、嘆き、喜び、怒り、安らぎなど
の多くの心の状態も表現します。特定の手のポーズによって精神に好影響を与
えることができるのです。

どうやってムドラを行うのか？

　ムドラを行うのはとても簡単です。さまざまなイラストに示すように手の形を
作って指の位置を決めましょう。こうすると、指の圧力がとても軽く、心地よくな
り、手はリラックスするでしょう。でも案外これが簡単だとは限らないと気づくかも
しれません！　指は思うように動かず、硬すぎて曲がらず、手は滑って離れたりす
ぐに疲れたりします。手の柔軟性は体全体の柔軟性と密接な関係があります。
体のある場所が緊張していると、その緊張が手の対応する部分に表れます。

　広げた指の動きを見て人の年齢さえも判断することができると中国のヒーラー
たちは主張しています。

---

[4] イングリット・ラム‐ボンウィット『Mudras — Geheimsprache der Yogis』(Freiburg,1988)
表紙

[5] 現代ヒンドゥー教の神崇拝の主要主義の一つ。ここでは主にヒンドゥー神シヴァの妻シャクティ
が「神母」として崇拝される。

　私の体と手は何年もヨガを行ってきたのでとても柔軟になっています。けれども、私に最も必要な腰痛に効くムドラは、指をもう片方の手を使って正しい位置に保たなければならないため、片手でしかできません。最初は、まず片手の指の位置をもう片方の手で整えてそのポーズを続けなければならないため、両手で行うムドラの中には難しいものもあるでしょう。この場合は、当分の間は片手だけでそのムドラを行ってください。本来伸ばすべき指がひとりでに曲がってしまう場合は、太ももなど指を乗せられる他の場所に指を押し当ててください。やがて、指や手、同じく体の対応する場所の緊張も解けてくるでしょう。

　できるだけ上手にムドラを行うと、その効果はいずれ現れます。最初は指を伸ばしたままにしておくことが難しいかもしれません。指が疲れてきたら曲がってしまうこともあるでしょう。ですが、やがて手にもっと筋力がついて、柔らかくなり、両手を使えるようになります。よりリフレッシュして体が柔らかくなったと感じるようにもなるでしょう。少し若返ったと感じるようになるかもしれません。

　より力強く、より柔軟になっても、いつも指を丁寧に優しく扱ってください。なぜムドラを行っているかは重要ではありません。ムドラは癒しのポーズであるだけでなく、神聖なポーズでもあるのです。

　ムドラは座って、横になって、立って、さらに歩きながらできます。必ず姿勢を左右対称にして中心を決め、できるだけリラックスして行ってください。ポーズを取るときに椅子に座っている場合は、背中をまっすぐにして両足をきちんと床につけておきます。横になって行う場合は、仰向けになるのが最適な姿勢です。長時間仰向けで過ごす場合は、後頭部の下に小さな枕を置いて首の負担を軽くしましょう。背中を楽にするには、膝のくぼみか太ももの下にクッションを当ててもいいでしょう。

　心地よくリラックスした状態でいることが大切です。なぜなら、少しでも緊張しているとエネルギーの内側の流れが妨げられるからです。リラックスした状態で、ムドラで新たなエネルギーを流れさせたいのです。歩きながら行う場合は、必ず一定の穏やかでリズミカルな動きを心がけましょう。立って行う場合は、つねに両脚を肩幅に開いておきましょう。必ず膝をリラックスさせて、つま先を前に向けて

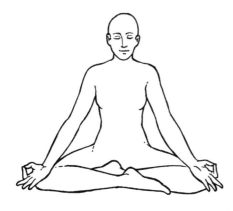

ください。

　少し時間に余裕がある場合は、座った瞑想のポーズでムドラを行うこともできます。そうすることで、長時間瞑想を行うことができるでしょう。これを行うときは、次の瞑想法の基本的理念を覚えておきましょう。

● 安定したクッションの上に骨盤を垂直にして脊柱をまっすぐにして座ります。両膝は床につけるか同じ高さに揃えます（必要ならば下側の膝をクッションで支えて反対の膝と同じ高さにします）。

● 手を太ももの上でリラックスさせます。

● 肩をリラックスした状態で後ろに引くか下します。胸は開いて自由にしましょう。

● あごは少し引いて、首は長く伸ばしてリラックスさせましょう。

● 規則正しくゆっくりと流れるように静かに呼吸しましょう。

● 決して急に瞑想を終わらせないでください。最後には必ず、しっかりと腕と脚を伸ばします。

　ムドラを行いながら同時に他のことを考えることもできるでしょう。私の経験では、瞑想のポーズをとる、手に意識を集中する、呼吸を意識することを同時に行うとその効果は速く、大きくなります。呼吸の通常の流れを観察したり、呼吸に影響を及ぼして整えたりすることは、ムドラを支えるとても重要な方法です。この方法は各ムドラの項で説明します。これを単なるルーチンワークにしないために、対応するビジュアライゼーションとアファメーションを使用することをおすすめします。これらもまたムドラの効果を高めます。エクササイズの中には、ムドラ、呼吸法、視覚化したイメージ、語られる言葉のどれが最大の効果をもたらすのかよくわからないものもありますが、それはそれでいいのです。エクササイズの効果で、あなた

は気分がよくなり、幸せな気持ちになるからです！

ムドラはいつどこでできるのか？

　実はムドラはいつでもどんな場所でもできます。交通渋滞で動けないとき、テレビを観ているとき、人や何かを待たなければならないときでもムドラを行うことができます。ですが、私の意見はこの考え方とは少し異なります。ムドラは瞑想しやすい調和のとれた雰囲気の中で行うべきです。交通渋滞で動けないときに、ストレスを感じて苛立っていないと保証できますか？　テレビの前に座って、ハードコアスリラーや税金についての激しい政治討論を観ながら「リラックス」していると言えますか？

　面白いテストをしてみましょう。親指と人差し指を合わせながら2〜3分間何かすばらしいことを考えてみてください。自然の中での体験、スポーツでの勝利、セックスなど幸せな気分になれることならどんなことでもいいのです。さあ人差し指から親指へ流れるエネルギーを感じてみましょう。はい、終わりです！　次に同じことを繰り返しますが、今度は何かひどく悲しいことを想像します。もう一度指のエネルギーを感じてください。違いがわかりますか？

　2度目はエネルギーの流れがいかに鈍く感じられるかがはっきりとわかったはずです。この小さな経験が示すのは、いい気分やポジティブな雰囲気でムドラを行うことがいかに大切かということです。感情や思考は、たとえ自分で気づかなくても、エネルギーフィールドやエネルギーの流れによい影響も悪い影響も与えます。これは冗談ではありません。私たちはエネルギーフィールドに、ポジティブに働きかけたいのです。

　一方、平静さ、忍耐、落ち着きを得るためのムドラや呼吸法もあります。これらは初めに気持ちを整えるために使うことができます。例えば、交通渋滞で動けないとき、列に立って並んでいるときや列車に座っているときに、まず心を落ち着けてから実際にムドラを始めることができます。

　テレビを観ながら、またはラジオを聴きながらムドラを行うときは、もう一つ考え

ておかなければならないことがあります。神経に刺激を与える効果よりも心を静める効果のほうが大きい特別なプログラムや音楽は例外ですが、ムドラに費やす時間は、自分自身と向き合う時間にするべきだということです。心安らぐ時間が3分もないほど、1日の予定を立ててしまったら、あるいは目覚めた最初の瞬間から夜眠るまでラジオやテレビの音の洪水にさらされていたら、実際には生活の中にムドラが占める場所は持てないでしょう。

いつでもどこでもムドラを行えるといっても、結局は、いつでもどこでも自分自身の中に閉じこもることができる場合に限ります。これは実はそれほど難しいことではなく、他の全てのことと同じく、私たちは学んで身につけることができます。自分たちの健康のために、私たちには毎日数分でも静かな時間が必要です。こうした静かな瞬間はかけがえのないものであり、パンを美味しくするために生地に入れる塩のように、静寂は生活に加えられる優れたスパイスなのです。

ムドラを行うのによい時間は起き上がる前や、眠りにつく前、食前食後の数分間、どこかを歩いているとき（私たちはみんな毎日ある程度の距離を歩く必要があります）、公共交通機関の利用中や職場での休憩中などです。

多くのムドラを手当たり次第次々と試そうとしないでください。具体的に1～2つ選びましょう。いつ、どのくらいの長さで、どのくらいの頻度でムドラを行いたいかを毎日決めましょう。待ち時間のあるときには、普通の時間と予測できない時間の両方でムドラを行うように計画します。2～3日はこれらのムドラだけを行いましょう。特に急性の病気や、気分に浮き沈みがあるときは効果がすぐに表れるでしょう。しかし、期待するような効果が数日たたないと表れない場合もあります。慢性の病気には、改善がみられるまでに、通常数週間または数カ月もかかる場合があります。根気よく続けるしかありません。さらに、望んだ回復が得られるのに加え、新しい考えも数多く得られたり、すばらしい瞬間を経験できたりするので、やってみる価値はあります。自分の中で何かが変わると、自分を取り巻く世界の中でそれ相応の変化があることに気づくはずです。

ムドラを行って、あなたの内側が回復するたびにあなたの世界も回復していきます。体の病気は思考や感情といつも関係しています。あらゆるレベルで回復が

得られるまでにはある程度の時間が必要です。熱心に取り組み、その間は心穏やかに過ごして自信を持ち続けましょう。そうすれば回復のチャンスは最大になるはずです。

どのくらい長くムドラを行うのか？

　ムドラのポーズを行う時間の長さについて偉大なマスターたちの意見はさまざまです。インド人ムドラ研究家ケシャブ・デブ氏は、1日に1つのムドラを45分間行うことを勧めています。慢性の病気はこの方法[6]で治る場合があります。連続でできない場合は、45分を15分毎の3回に分けてもかまいません。

　長年ムドラの効果を分析している運動学者キム・ダ・シルヴァ氏は各ムドラをそれぞれ正確に決められた時間だけ行うことを勧めています。私は、ムドラをある種のセラピーのサポート役として、または慢性の病気の治療のために利用する場合は、瞑想のように毎日決まった時間に同じ長さだけ日常的にムドラを行うのが効果的だと信じています。

　呼吸器官や循環器官の疾患、腹部の膨張、極度の疲労、または気持ちがイライラするなど、急性の病気のために使用するムドラは、適切な効果が得られたら中止すべきです。その他のムドラは1日に2～4回、3～30分間行うことができます。その時間を計るためにはストップウォッチを使うのが理想的です。私が各ムドラに割当てる時間は一応の目安であって、絶対の決まりではありません。少し練習すると、あなたは自分の手、特に指が次第に敏感になり、ムドラに対する反応が速くなることにも気がつくでしょう。ムドラの効果を感じるのに5分必要だったのが、やがては10回呼吸するだけでその効果を感じるようになります。これはすばらしい経験です！　ベッドでの生活を余儀なくされている場合は、時間がたっぷりとあるのでそれをうまく利用するといいでしょう。効果が長続きするように、

[6] ドイツの雑誌esotera 9/88のラム・パンジャビーによる記事 "Yoga mit dem kleinen Finger" からのムドラの効果について　ケシャブ・デブ氏

　最後にビジュアライゼーションとアファメーションを続けましょう。自分自身の利益
のために、心、体、魂の回復のために、時間を利用することができます。
　ムドラの効果はすぐに、またはある程度の時間がたてば感じられます。まず温
かさを感じ、気分の悪さや痛みが消えていくのを感じ、気分が良くなり、心が元気
になっていきます。けれど最初は全く反対のことが起きる場合もあります。疲れ
てしまったり、寒気や震えを感じ始めたりすることがあるのです。ですが、これも
いい効果の表れです。

ムドラを高める呼吸、
ビジュアライゼーション、
アファメーション

ム ドラの効果は呼吸によって大きく高めることができます。まずは呼吸についてよく知ることが重要です。次の原則を理解すれば、自分自身の必要性に応じたムドラの効果に、影響を及ぼすことができます。

- 左右対称の姿勢に注意して、両腕を体から3センチほど離しておきます。このポーズだけでも、神経系と内分泌腺の活動を調整するので、心の平衡と調和の感覚が生まれます。

- 深く息を吐くと、二酸化炭素に加えて、使用済みのエネルギーがわずかに放出されます。ムドラを始めるときには必ず勢いよく数回息を吐くとよいでしょう。取り入れたいもののためにスペースを作っておきましょう。

- **息を吸ってから吐くまでと、息を吐いてから吸うまでの間の時間を、つねに数秒間長くすることを心がけましょう。**これは呼吸のプロセスで最も重要なことです。この息を止めている間に、内なる力があらゆるレベルで発達します。

- 気持ちを落ち着かせるためにムドラを行うときには、ゆっくりと呼吸しましょう。

- 気持ちをリフレッシュするためにムドラを行うときには、呼吸を強めま

しょう。

● 呼吸がゆっくりと、深く、リズムよく、流れるように、元気になると、最適な質の呼吸法が実現します。

ムドラ瞑想の始めには、勢いよく息を数回吐き、次に呼吸をより深くよりゆっくりと行います。このときにできる3つのバリエーションがあります。

（1）両手と指に意識を集中させて、互いに触れ合う場所で穏やかな圧力を感じましょう。

（2）息を吸いながら、指先をもう少し押しつけあって、息を吐きながらその圧力を解放させます。

（3）それを逆の方法で行うこともできます。息を吐きながらもう少し圧力をかけ、息を吸って圧力を解放します。

これらのバリエーションにはそれぞれ別の効果があります。第1バリエーションは、心を集中させて内なる均衡を生み出し、心身全体の力を養います。第2バリエーションは意志を強くして元気を回復させます。第3バリエーションは心を落ち着かせてリラックスさせます。これらのバリエーションを試して自分自身に起こる違いを感じてみましょう。すぐには効果を感じない場合もありますが、確かに効果はあるのです。

私たちの生活の外部環境は、たいてい私たちの想像と思考によって形づくられます。だからこそ私たちは、生活を楽しむ、仕事で成功体験を味わう、愛と思いやりのある人間関係を築くことができるなどの、内面的なイメージを形成することができるのです。確固たる信念を抱き、自分自身が作ったイメージに添った情熱と安らぎで満たされることはとても重要です。

そして小さな成功体験を自力で作り出すことが必要です。なぜなら小さな成功がより大きな成功につながるからです。豊かな植物や満ち足りた動物たち、幸せな人間たちの住む美しい世界を、大勢の人々が同時に想像して、「これは可能なのだ」と強く信じ、次に何が起こるかをただ想像してみてください。この輪に加

わってください。

　私たちが望まないことをはっきりと表現できて、願いや必要なものを明確に説明することができれば、それはもうすでに人生の新しい秩序の始まりです。ここ何年間も、私はアファメーションを行ってきました。ときにはいつもより多く、ときには少しだけ。何度もその驚くべき効果におどろいてきました。ある日飼っている子猫がいなくなりました。私は一日中「神の強さと力で必ず子猫を見つけ出す」と繰り返し唱えていました。夕闇迫るころ、私には子猫の居場所がふと思い浮かんだのです。それは、ある女性のガレージでした。私がそのことを伝えると、彼女はとても困惑していましたが、ガレージに本当に子猫がいたのです。このエピソードはとても簡単で、少し単純すぎると思う人もいるでしょう。けれど、簡単で単純なことには最高に効果的な力がある場合が多いものです。

　ビジュアライゼーションと同じ原理はアファメーションにも当てはまります。信念と情熱に満ち、落ち着いて声に出して言いましょう。瞑想中や瞑想後に、1〜3回声に出して言うといいでしょう。昼間に少し休んで、アファメーションを静かな声または大きな声で唱えてもいいでしょう。この方法を利用して自分が本当に望んでいること、自分にとっていいことを自分に言い聞かせましょう。

　何か困難なことから逃れたい場合は、否定の言葉が役に立つこともあります。最初にそれを口に出して、その間に勢いよく息を吐き出します。例えば、「この憎しみ（恨み、罪の意識、痛み、恐怖、喫煙欲求など）はすぐに消えて跡形もなくなる！」と。

ムドラと音楽

　　　部のクリニックやリハビリテーションセンターでは日々の療法の一環として音楽を利用します。音楽の治療効果については、本がたくさん出版されていますので、だれもが知っています。音楽は、健康な人がたまに落ち込んだり、体調を崩したりしたときにも効果があります。治療に使われる音楽は3〜12分間流れ、この時間の長さは、人がどのくらい長くムドラを行うかに比例します。ムドラと音楽は、互いにすばらしい影響を与えあうことは明らかなのです。肉体的な緊張も精神的な緊張も、適切な種類の音楽を聴くことで緩和することができます。適切な種類の音楽には、心を落ち着けてリラックスさせる効果があり、場合によっては人を深いリラクセーションに導くこともできます。ストレスや緊張は、急性または慢性の疲労状態につながることがありますが、そうした疲労状態にも音楽はよい影響を与えることができます。

　次の点に注意すれば、ムドラと音楽を併用して多くのものを得ることができます。

- ● 自分自身の音楽の好みをよく知りましょう。
- ● 音楽をかける時間をどのくらいの長さにすべきかを決めましょう。
- ● 少なくとも3日間は連続で同じ時間に同じ曲を聴きましょう。
- ● 意識して曲を聴き、湧きおこる思いをすぐに手放しましょう。

　この目的にはどんな音楽が最適でしょうか？　GIM（誘導イメージ音楽）を開発したヘレン・ボニー氏は「気持ちを落ち着かせてリラックスさせる音楽を聴くと

人の心臓は穏やかでゆっくりと脈打つようになります。全体として、気持ちを落ち着かせる音楽は明らかに静かでハーモニーが美しくメロディが軽快に流れます。人はそれを聴いてすぐに眠りにつくとは限らないけれど、内面の穏やかさ、リラクセーション、満足感などの特別な感覚を促します」[7]と書いています。

　GIMトレーナーの意見によると、クラシック音楽は治療やリラックスに特に適していて、ソロ演奏は交響曲よりも強い影響を与えます。アンダンテ、アダージョ、ラルゴなどのゆっくりとしたリズムには特殊な力があります。リラックス効果に最適な楽器はオーボエで、次にピアノ、チェロ、ヴァイオリン、クラリネット、オルガンと続きます。歌声はリラクセーションを促すためにはあまり適していません。ハ長調、ニ長調、ロ長調、ヘ長調は最も効果的です。要約すると、多くの低周波と少しの高周波がリラクセーションに通じると言えます。どちらかといえば高周波の「軽快な」音楽が明るく高まる気分になれる傾向にあります。これらのガイドラインによって、自分にぴったりの自分だけの音楽処方箋を作ることができます。

　どの音楽が特に自分に有効なのかを見い出すことに価値があるため、この点で、自分自身の個性をさらに自覚できるようになるでしょう。例えば、あるリラクセーション音楽は私にはまさに逆効果で、その曲を聴くと苛立って攻撃的な気持ちになることさえあります。

　ちなみに、家事の時間が億劫な場合は、試しに軽快な行進曲や激しいロックミュージック、テクノでもかけて、新たなはずみをつけてみてください。

---

[7] ルッツ・ベルガー："Die Magie der heilenden Klange" in esotera 6/97, p. 27.

ムドラと色彩

色彩は私たちの心や生活にあらゆるレベルで影響を及ぼします。色彩療法では、特に臓器や腺を再生させるために、また、排泄、呼吸、血液循環の過程を活性化させるために、さまざまな色合いを利用します。色彩は、私たちの気分やあらゆる種類の精神活動にも影響を及ぼします。

- 赤は血液循環を刺激し、注意力を高め、温めてリラックスさせるが、攻撃性を発揮することもある。
- オレンジは気分が明るくなり、性欲を刺激するが、享楽的な気持ちを高めることもある。
- 黄色は消化を刺激し、注意力や生命力を高めるが、目立ちすぎる場合もある。
- 緑はたいてい気持ちを落ち着かせる。あらゆるレベルでの再生を促し、何か新しいことを始めたいと思わせてくれる。
- 青も気持ちを落ち着かせるが、さらに深い落ち着きへと導き、安心感をもたらす。保護の意味を伝え、理解できないものを求める静かな憧れを象徴する。
- 紫色は変形、変化、スピリチュアリティの色である。
- 茶色は安定や地球とのつながりの色だが、多すぎると低迷につながることがある。

- 白はそれ自体の中に他の色の全スペクトルを帯びていて、誕生と死を含む。
- 黒は保護の色、強さを集める色、後退の色、そしてそれ自体の中にすでに豊かさを持っている空虚の色である。多くのティーンエイジャーが黒を好んで着るのは彼らが人生の新しい時代の入り口に立っているからである。けれども、黒が多すぎるとその生き物を衰弱させ、悲しい気分にさせて悲壮感を強める。

基本的には「悪い」色はありませんが、適切な比率で使用することが大切です。また私たちのオーラやエネルギー体にはあらゆる色が見えることがあります。1つの色が優位に立つことや適切な場所にないことで、一般的な幸福感に影響が表れるでしょう。その結果としてやがて健康障害が起こります。反対に、病気の進行は色の力を借りて逆転することもあります。

治療に使用される色彩の全スペクトルを議論することは本書の目的からはずれてしまうので、ここでは色彩の瞑想を使って何かいい美しい経験をしやすくする方法をお伝えします。もしもあなたが特定の色を好きなら、きっとその色が持つ性質を必要としていると言えるでしょう。しかし、1つの色ばかり使いすぎれば、依存につながってその色が有害となる恐れがあります。

ムドラを行う間に、1つの色を思い浮かべるか、何か実際のものの色に意識を集中させてみましょう。前者のアプローチがよりお勧めです。なぜなら、やがて色は現実のものになるからです。濃い色でも薄い色でも暗い色でも明るい色でも、また色にどんな形を結びつけても、色の流れさえも、想像することですべて現実にできるからです。例えば、あなたがリフレッシュするために森に行きたいけれど、行く時間がないとしましょう。そんなとき、あなたは鮮やかな緑の森を思い描いて、その森の木々の中ですっかりくつろぐことができます。このようなビジュアライゼーションは、長らく上手に使われていて、多くの病院では、特に緑の広がる風景画を飾って治療の過程に役立てています。ぜひ試してみてください。

ムドラを使って
体の不調を癒す

さまざまな健康障害に対して使用されるムドラは、主に中国医療で見られます。これらは五大元素理論（付録C参照）を起源とし、その原理は西洋ではまだ知られていません。何年も前にムドラの効果を集中して研究していた、インド人ヨガマスターであり治療師であるケシャブ・デブ氏もまた、ムドラの治癒力を保証しています。彼が言うには「人の運命はその両手の中にあるということを文字通りに受け取っていただきたい。手相がその人の過去と未来を表しているだけでなく、とりわけ指の1本1本が体内におけるそれぞれの機能と力を備えているからです。この力の使い方がわかれば、体の健康と心の平和を保つことができます。患者たちにムドラについて話をすると、人々の最初の反応は疑いの眼差しで、「何本かの指をただ押し当てるだけでどうして私の病気を治せるのですか？」と尋ねてきます。けれども彼らが信用し始めてエクササイズを実行すると、すぐにその効果を感じて疑念がおどろきに変わるのです。次に私は、とても簡単そうに見えるこれらのテクニックが、古代の賢明なヨガマスターたちから私たちに贈られた極めて価値のある贈り物だと説明するのです。」[8]

---

[8] ケシャブ・デブ、ラム・パンジャビーによる"Yoga mit dem kleinen Finger" in esotera 9/88

　ムドラの治癒効果を目の当たりにした人は、だれもが合理的なライフスタイルや食生活を必ず考慮しなければならないと強調します。不健康なライフスタイルはたいてい誤った食生活や運動不足、新鮮な空気や睡眠や休養の不足で成り立っていて、さらに過剰なストレス、悩み、ネガティブな思考、ネガティブな感情が絡み合っています。健康的な食生活や、定期的な休息期間、適切な運動（ヨガ、ジョギング、ハイキング、サイクリングなど）を取り入れながらムドラを行えば自然と最適なライフスタイルを送ることにつながります。そしてこれが健康の基本なのです（付録A参照）。

　慢性の健康障害の治療を助けるものとしてムドラを使う場合は、数週間または数カ月間以上行う治療の一環として、定期的にムドラを取り入れる必要があります。慢性の病気は、実際に病状が表れる何年も前にその人の体内ですでに始まっています。その結果、動脈、臓器、個々の細胞、エネルギーフィールド内で堆積してきた老廃物を分解するには一定期間が必要なのです。

　ムドラの中には応急処置として（例えば、腰痛、めまい、吐き気、心臓発作など）使用できるものもあります。そうしたムドラは必要なときに、必要な時間だけ行ってください。急性の病気は偶然ではなく、長い間すでに体内で発生して広がっていたバランスの悪さが突然表面化したものです。ですから、ただ症状を抑える速効性のある薬のようにムドラを使うべきではありません。問題の真相を追求しましょう。瞑想して、この肉体的な攻撃が自分にとって何を意味するのかを内面に尋ねるのです。根気強く尋ねれば、やがて正直な答えが得られるでしょう。おそらく快適ではないでしょうが、長い目で見れば治療効果は表れるでしょう。

ムドラと心の問題の治療

私がヨガを始めた理由は、若いころに喘息の治療薬を服用していたときのある体験でした。治療薬を服用したあとは、もはや相関関係がわからなくなり、記憶力が低下していきました。私は無感動で何ごとにも無関心でした。「頭の病気」かもしれないし、その状態がずっと続くかもしれないと思っていました。そのとき以来、脳の研究と人々が精神的に健康でいられるということに興味を抱くようになりました。ムドラはこの分野で実に驚くべき効果を発揮しています。手のエクササイズはここ何年間も、特殊教育学級で子供たちに利用されています。

　親指を他の指先に沿ってそっと意識して走らせてください。脳がリフレッシュしてこれですばらしい気分になれるのです！　脳は筋肉のように毎日訓練するべきです。ベッドで数日休養を取っただけでも（例えば手術後）、脳の活動は減少することが証明されています。さらに脳は適切なトレーニングによって非常に速く再生できることも実証されています。ムドラを行うことは、純粋な脳のトレーニングと言えます。特に指先が互いに触れ合うと、脳波に好影響が出ます。それと同時に心の中でイメージを視覚化するときに、脳からの大きな能力が必要となり、想像力が向上します。この力は精神的な敏捷性や明確な思考を得るための前提条件の一つです。それに伴うアファメーションは精神力ともいえる明確な表現方法を向上させます。

　十分に集中してムドラを行うと、穏やかな状態を維持して、脳の活動は再生されます。多くのムドラは右脳と左脳を同時に働かせます。それによって記憶力

と、さまざまなことを思い出す能力、そして不思議なことに創造力が高まります。

　訓練された脳は高齢になっても健康を維持できると言ってもいいでしょう。偉大なヨガマスターたちも高齢でありながら明晰な頭脳をもって私たちにこのことを示してきました。私も自分の回想能力、記憶力、明確な思考、集中力が今現在、人生で最高の状態だと感じています。それは周囲の世界によって裏づけられています。私と同じ年の同僚たちは、それらの能力が劣えたと不満を言います。そして私は彼らより才能があるわけではありません！　唯一の違いは、私が自分の脳をずっと訓練し続けていることです。

　ムドラには魂、感情、気分を含む私たちの生活の情緒部分への驚くべき効果があります。人々が激しく興奮しているときに拳を握ったり、落ち込んでいるときに両手の力が抜けて、動きがおかしくなったりするのは偶然ではありません。呼吸のリズムを変えることで、重苦しい気分も変えられます。私たちは呼吸方法によって刺激を受けることも、落ち着くことも、興奮することも、冷静になることもできるのです。

　現在多くの人々が苦しむ気分の浮き沈みは、ムドラを使えば2～3日でかなり解消できる場合が多いのです。横になるか座った状態で1日に3回少なくとも10分間（または2回20分間）各ムドラと瞑想を行うことをお勧めします。

　気分と肉体の不調は似ています。それらを治すためには、その原因を探して取り除かなければならず、それは必ずといっていいほど自分の内にあります。決して自分の気分に合わせて周囲の世界を責めてはいけません。両親、子どもたち、パートナー、職場の同僚は、自分の内面を単に映しているだけなのです。たとえ最初は自分の環境を変えられなくても、周囲の世界に対する内面の態度に働きかけて、それを少しずつ変えていくことができます。

　これに対するあなたの答えは「でも心配です」でしょう。心配することが何の助けになるでしょうか？　心配して状況が良くなりますか？　心配しないようにすることがいかに難しいことかはわかります。状況を明らかにする会話や祈りの言葉は、そのような状況を解決するときにいつも一番の助けとなってくれています。これまで神の力はいつも例外なく私を助けてくれました。みなさんがそれを求めさ

えすれば、一人一人が救われます。心配を手放せば、もはやそのことを考えなくて済みます。

　あらゆる種類の慢性的な不機嫌（攻撃的な気持ち、落ち込み、不満、恐怖など）は内臓が弱っているか病気のときや、消化不良、血圧、痛み、その他の身体的理由によっても生じる場合があります。身体的治療のために使用されるムドラを行うと、これらの気分はかなり良くなります。瞑想、ビジュアライゼーション、アファメーションはすべて精神的・情緒的な部分にプラスの効果があります。これに注目すれば、気持ちのプラスの変化が生活の中にそっと入りこんで静かに広がっていく様子を見守ることができます。あなたはさらに満足して、穏やかに、勇敢に、朗らかになるでしょう。待っていてください―それらがこれから起こるのです！

ムドラと
その他のハンドセラピー

私たちがこの世界のすばらしい相関関係を完全に理解することは決してないでしょう。私たちのこの宇宙には、大規模と小規模の両方での1つの秩序、1つの理由があります。私はそれらの関係性と調和に、畏敬の念を抱いています。

例えば、科学者たちが、性格上の特徴を含む全身の遺伝情報が個々の細胞の核に本来備わっていると主張するとき、それがどういう意味なのかあなたは想像できますか？　東洋の賢者たちや医者たちは、1本1本の指先と指関節に、そして当然手全体にも心、体、魂が宿っていると伝えてきました。私たちは指や手を使って体のあらゆる部分に、大きな影響を及ぼす可能性が大きいのです。

ムドラの効果は多様なレベルで現れます。身体的レベルは物質エネルギーと関係しますが、多くの神秘的なレベルはまだ研究しつくされたとは言えません。一人一人の人間は個々のエネルギーフィールド、つまりエネルギーのかたまりです（これをイメージするには、さまざまな色のついた帯状の霧が混ざり合って、互いに浸透しつつ、まだそれぞれの色が独立して存在している様子を思い浮かべてください）。内部で共鳴しているエネルギーの数についてはさまざまな意見があります。5つだと主張する学派もあれば、7つだ、12だと主張する学派もありますが、おそらくもっとあるでしょう。

　これらのエネルギーフィールドはさまざまな振動を受けやすく、動く速さもそれぞれ違います。肉体の感覚は特定の振動の方向に向けられるので、私たちはその振動にだけ気づくことができます。ところが昔のヨガマスターたちは、チャクラ（エネルギーの変換点）やナーディなどの他の振動、つまりかすかなエネルギーの流れに気づくことができました（チャクラ理論に馴染みがなければ付録Dを参照）。インド発祥の医学であるアーユルヴェーダでは、各指に関連する臓器や元素があるとされてきました。中国人は経絡の体系やかすかなエネルギーの流れを研究し、その結果さまざまな治療法を確立しました。ジプシーたちは手相術を発展させてきたと言われており、手と各指は占星術において惑星の力とも関連しています。

　手と指が体の他の部分に及ぼす効果を具体的に見てみましょう。神経経路は椎孔を通って腕、手、指を走っているため、手と首は直接関係があります。手の柔軟性はつねに首の柔軟性に影響を及ぼします。したがって、手のエクササイズは首の緊張を和らげます。

　さらに10本の指を広げると、胸椎を広げるきっかけとなる反射が起こります。これによって肺に1回で吸いこめる息の量が増えます。

　手と指はさらに心臓と肺にも直接関係があります。加齢とともに、多くの人々は指を伸ばしにくくなってきます。それは心臓部の緊張を示しており、心臓病の前兆や、骨粗しょう症へ進行する傾向を示す場合が多いのです。このわずかに曲がった手の形は吸入も妨げます。その結果、最適量の空気が肺の中、特に肺の奥まで入らず、そうした部分の汚染が進みます。

休憩としての小さなエクササイズ

息を吸いながら、両手を胸の前に当てて指を広げます。息を止めて両腕を水平に横に伸ばします。さあ息を吐いて両手で勢いよく拳を握ります。次に普通に呼吸をして拳を開き、両腕を下げます。3回繰り返しましょう。

　この小さなエクササイズは気管支を広げ、肺を開き、心臓を強化し、気分をリフレッシュさせます。喘息の患者たちがこのエクササイズの間に咳き込むことが多いのは気管支内の粘液が緩むためで、心臓病の患者たちは心臓に対する意識が強まるのを感じます。

　呼吸療法分野での第一人者であるイルゼ・ミッデンドルフ氏は、1本1本の指と肺の対応部分の間に直接的な関係を確立できることを証明しています。人差し指と親指は肺の上部での呼吸に影響を及ぼし、中指は中央部分、小指は肺の下部の呼吸に影響します。薬指と小指の指先を互いの上部で合わせることでこの理論を自分で確認できます。呼吸によって肺のどのあたりが特に動くのを感じますか？　この試みは初めてのときにうまくいくこともあれば、何度か試みたあとにうまくいくこともあります。

　さらに、手の神経経路の末端は、足と同じで、脳の大きな部分を占めます。この部分は腕と脚の部分よりもかなり大きいのです。脳の活動は、特に指先で触れたり感じたりすることによって活性化されて訓練されます。例えば、子供たちの学習障害を治療するために指のゲームを使用します。こうしたゲームは脳内の対応する部分を刺激して脳波を活性化します。ムドラを意識して行うと、指に集中するため、指を置いている物が何であれ、脳の大きな部分を活性化することになります。1つのムドラに多くのポジティブな効果があるのは本当にすばらしいことです。

　私たちはムドラを使って体の部分と機能のすべてに影響を及ぼすことができ、さらに触れる動作と手の動きすべてによって、それぞれ特別の効果も得ることができるのです。手工芸品を作る、楽器を弾く、手を洗う、マッサージをするという動

27

作にはムドラの効果が長時間持続します。

- 特に手を洗うときには、勢いよく手をこすり合わせて同時にマッサージすることができます。片手の4本の指をもう片方の手で握り、握られている指を両方向に回します。次に拳を握ってもう一度手を開き、指を広げます。または勢いよく両方の手のひらをこすり合わせましょう。

- 両手の指を組んで、手のひらを外側へ向けて、両腕を伸ばします。これであなたはリフレッシュし、呼吸を改善し、心臓を強化します。

- もしも長時間机の前に座っていて首がこったり痛くなったりしてきたら、親指と人差し指を使って指の付け根にある8つの指の股を1つずつつまんでください。その下にあるツボをマッサージして指の股を手のひら側に少なくとも6回引っ張ります。これを行うときには必ず背筋を伸ばしてリラックスした姿勢を取りましょう。

- 片手の人差し指、中指、薬指をもう片方の手の甲の縦の溝に置いて前後に優しくマッサージすると、血圧を調節する効果があります。

- 気分を良くして心身ともにリフレッシュさせ、体のあらゆる機能を刺激するには手を軽くたたくことです。リズムに合わせて少なくとも8回軽く手をたたきましょう。最初は普通にたたきます。次に手を垂らして手の甲でたたき、次は指の甲で、指先で、手の外側で、手の内側で、手首で、指の関節などでたたきましょう。ただ1つ限界があるのはあなたの想像力です。何をたたいているか、またはどうやってたたいているかによって違う音色が生まれることに気づくでしょう。両手を使って自分だけのドラムコンサートを行いましょう。音を鳴らすことは癒しのプロセスを始めるためにはるか昔から使われてきました。現代では人々は同じ目的のためにふたたびこれを使用しています。

　ほんの少しの想像力で、自分だけの手のエクササイズプログラムを作成することができます。あらゆる動きをゆっくりと意識して行えば何もまちがったことにはな

りません。

　次のイラストは手のエネルギーに働きかけるさまざまな流儀を表します。混乱させるつもりはありませんが、このシステムがどれほど多様であるかがわかるでしょう。じっくりと見れば論理的な矛盾を見つけることもあるでしょう。こうしたことが起こるのは、個々の器官がさまざまなレベルで絡み合い、不思議で深遠な迷宮に迷い込む道筋のようにつながっていて、おそらくそこでは互いに結びついているからです。

アーユルヴェーダ

　このインド医術の訓練を積んだ人々は、すべての病気は人間の体内のバランスが崩れた状態（アンバランス）だと考えます。自然なバランスを回復したときに癒しは起こります。彼らの認識では、病気は意識により作られるのであり、意識は五大基本原理または元素の形で現れるエネルギーなのです。何か1つの元素が多すぎたり少なすぎたりすると、アンバランス（病気）が生じます。これは対応する手立てを講じれば回復します。さらに中国には五大元素理論があります（付録C参照）。けれども、これら2つのシステムを両立させるには専門的な知識が必要です。これらの相互特性とその違いについて語ることは本書の範囲を超えてしまいますので、ここでは記載いたしません。

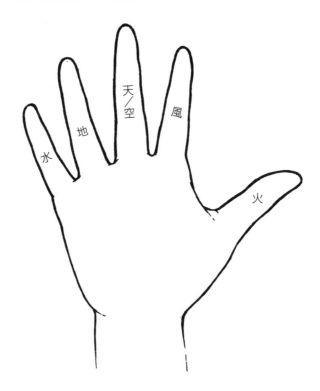

チャクラ

　指によるチャクラの分類はすべてのヨガの学校で同じではありません。最も一般的な分類を下の図に示します。小指をルート（尾骨）チャクラに、薬指をセイクラル（仙骨）チャクラに、中指をソーラープレクサス（太陽神経叢）チャクラに、人差し指をハート（心臓）チャクラに、親指をスロート（喉）チャクラに分類するヨガマスターたちもいます。注目すべきは脊柱に沿って見い出された5つのチャクラだけが各指に割り当てられていることです。チャクラに関するさらなる情報を付録Dに記載します。

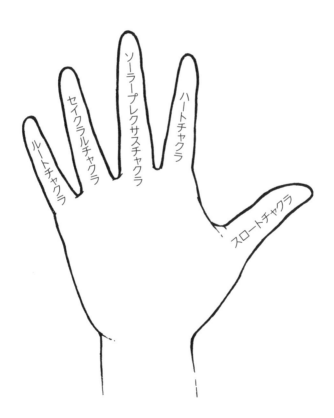

指圧治療

　西洋の国々では、鍼治療の次に、最も有名な中国式治療法は指圧治療です。鍼を使う代わりに、指で経絡を刺激します。次の2つのイラストを見れば対応するツボがわかります。専門家でなくても親指で数分間ツボを軽く押すだけでいい効果が得られます。

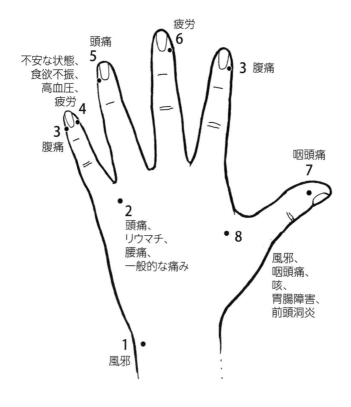

疲労
6

頭痛
5

不安な状態、
食欲不振、
高血圧、
疲労
4

3
腹痛

3 腹痛

2
頭痛、
リウマチ、
腰痛、
一般的な痛み

咽頭痛
7

8

風邪、
咽頭痛、
咳、
胃腸障害、
前頭洞炎

1
風邪

手の甲

高血圧の人は中指を付け根から指先へ向かってマッサージしましょう。低血圧を緩和するには中指を指先から付け根へ向かってマッサージしてください。下痢や便秘の人は人差し指で同じことをしてください。

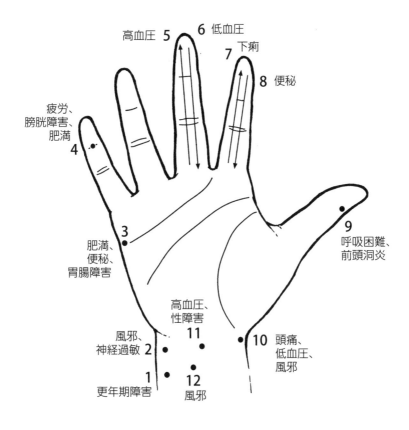

手のひら

反射区

　手の反射区は足の反射区に対応しており、足の反射区についてはマッサージ治療が一般に知られています。次のイラストはどちらも筋肉や臓器に対応する反射点や反射面を示しています。臓器の中には体の片側にだけ見られるものもあるため（心臓や肝臓など）、反射区は左右の手で異なっています。

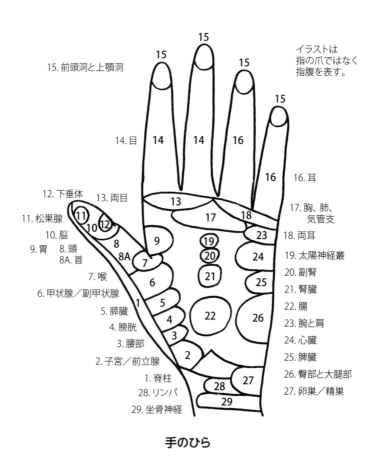

手のひら

　手の大きさはさまざまなので、すぐに正しい押圧点を見つけられないかもしれません。けれど少し慣れれば、専門家でなくても正しいツボを見つけることができます。

　ちょうどいいツボを見つけたら、親指でゆっくりと軽く円を描くようにしてマッサージしましょう。1〜3分もすれば十分です。

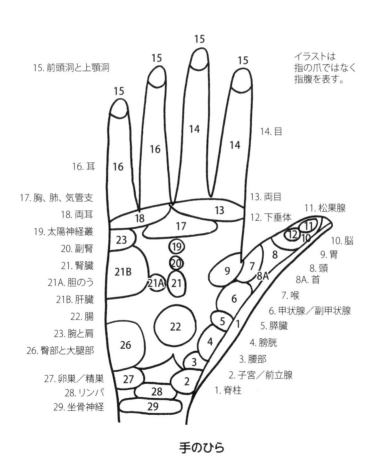

手のひら

15. 前頭洞と上顎洞

イラストは
指の爪ではなく
指腹を表す。

14. 目

16. 耳

17. 胸、肺、気管支
18. 両耳
19. 太陽神経叢
20. 副腎
21. 腎臓
21A. 胆のう
21B. 肝臓
22. 腸
23. 腕と肩
26. 臀部と大腿部

27. 卵巣／精巣
28. リンパ
29. 坐骨神経

13. 両目
12. 下垂体
11. 松果腺
10. 脳
9. 胃
8. 頭
8A. 首
7. 喉
6. 甲状腺／副甲状腺
5. 膵臓
4. 膀胱
3. 腰部
2. 子宮／前立腺
1. 脊柱

経絡と深部経絡

　　経絡は体内を走るエネルギーの経路で、個々の機能（血行、呼吸、消化、個々の臓器）をコントロールします。ムドラでは、経絡の開始点と終点を特に考慮します。鍼治療では、表面経絡だけを考慮し、深部経絡のシステムは推測であるとして拒否されることさえたびたびあります。私は深部経絡について学んで初めてムドラの効果の多くをはっきりと認識したので、このシステムもここで紹介します。

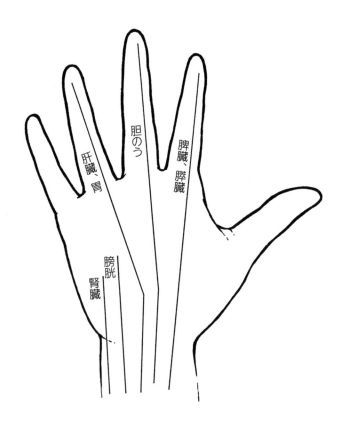

　毎日何度も、小指をもう片方の手の指で握ってみてください。これが心臓にいいのです！ もしもあなたが冷え性である、または病気にかかりやすいならば、次に薬指を握るかマッサージしてください。

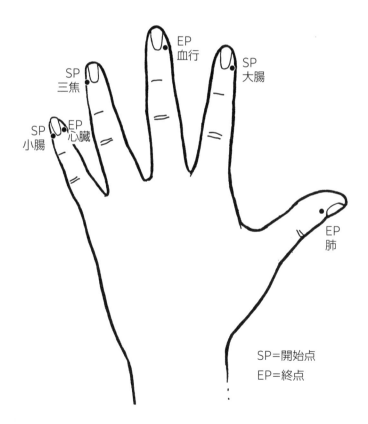

SP＝開始点

EP＝終点

惑星分類と手相術

　占星術と手相術はつねに同類と考えられてきました。ムドラを行って手相術への興味が高まれば、この話題に関する資料は豊富に見つかります。ムドラでは、手と指を鍛えながら性格上の特徴まで変えることができます。小指には創造性、美的感覚、内面の明晰さが見られます。薬指には家族意識、愛する力、安心感があり、中指には独創性、真面目さ、秩序愛が見られます。

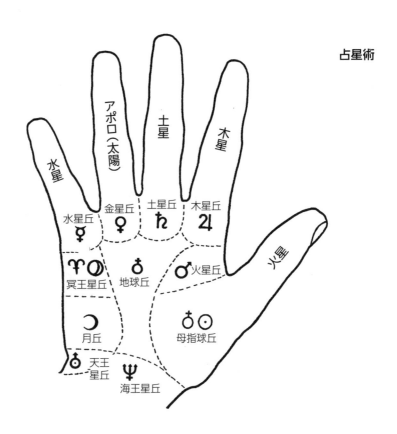

占星術

　人差し指には知的能力、個性、権力を握る努力があり、親指には意志、本能、一般的なバイタリティが見られます。さらに占星術と手相術による分類をp.38のイラストと以下[9]に示します。

　ごらんの通り、ムドラでは、手からたくさんの情報を得ることができます。自分の両手で人生をつかみ、自分にとって何が大切かを判断することができるのです。

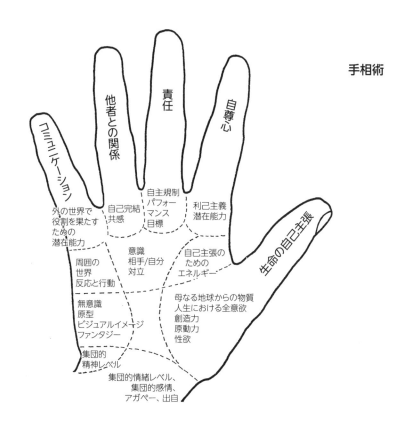

手相術

コミュニケーション

他者との関係

責任

自尊心

生命の自己主張

自主規制
パフォーマンス
目標

自己完結
共感

利己主義
潜在能力

外の世界で
役割を果たす
ための
潜在能力

意識
相手/自分
対立

自己主張の
ための
エネルギー

周囲の
世界
反応と行動

無意識
原型
ビジュアルイメージ
ファンタジー

母なる地球からの物質
人生における全意欲
創造力
原動力
性欲

集団的
精神レベル

集団的情緒レベル、
集団的感情、
アガペー、出自

[9] G.ヒューリマン『Handlesen』(St.Gallen: Wettswil, 1996) p.251, p.268

私の個人的な経験

何年もの間、私はムドラを活用して集中力を高めたり瞑想を深めたりしてきました。

数年前、私は脳トレ用ワークショップで、ムドラ番号27に詳しくなり、いろいろな場面で取り入れるようになりました。話したり書いたりしているときに、言葉が出てこなくなったり、何かを思い出したいときには、単純に両手の指先を合わせます。するとたいてい文章や言葉が浮かんできます。また、胸の前で手を合わせるムドラ番号42は考えを落ち着かせて集中するのを助けてくれます。

ムドラで体の不調に対処することもできました。あるすばらしい体験談をお話ししましょう。私は長距離のハイキングから帰宅し、すぐに横になって休まなければならないほど疲れていました。最後の約5キロの間に、花咲く木々や、馬に乗った大勢の人たちに出会っていたからです（私は馬の臭いにアレルギー反応が出ます）。これは必ずといっていいほど喘息の発作が起こる状況でした。ムドラ番号4を行うと、4分後には呼吸が正常に戻りました。

胸が締めつけられる兆候を感じると、よくムドラ番号5を使います。おそらくこのムドラを使っていつか本格的な一連の治療を行うべきなのでしょう。

前回インフルエンザにかかったときには、何度も惨めな気持ちを味わいましたが、ムドラ番号3の第1バージョンに助けられました。長いハイキングに出かける日には、ベッドから起き上がる前にムドラ番号23、そのあとすぐにムドラ番号24を行うとたちまちお通じがよくなります。ハイキング仲間たちもこれらのムドラが功を奏したと報告してくれます。

　船酔いのときや、脂肪分が多すぎる食事のあとにおなかにガスがたまって苦しいときにはムドラ番号3の第1バージョンを行うと快調になります。ムドラ番号2の効果がすばらしいとわかるのは、朝ベッドから実際に飛び起きることができるからです。驚くほど気分がすっきりしていてめまいも起こりません。

　長時間の庭仕事のあとは腰痛に悩まされますが、最近おもしろい経験をしました。仰向けになり、膝を胸に引き寄せてムドラ番号17をしながら背中にエネルギーを均等にみなぎらせたのです。2～3回呼吸したあと、とても心地よい温もりが腰椎を通って背中へ流れ込むのを感じました。腰痛がゆっくりと消えていくのがじかに感じられました。私たちの健康と幸福はエネルギーの最適な流れに大きく左右され、緊張がこのエネルギーの流れを阻害します。

　私は基本的には健康な人間なので、当然ながら、すべてのムドラの効果を試してみるのは不可能です。代わりに、大勢の私のヨガの生徒たちや知人たちが、さまざまな症状が改善したり、奇跡的に回復した体験を話してくれました。ある女性は、夜中に夫が激しい心臓の痛みで目を覚ましたとき、ムドラなら彼の命を救ってくれると思いました。彼女はどうにか医者に連絡して、待っている間に夫の手をムドラ番号16の形にしました。すると心臓の痛みは治まり、彼は疲れ果てて眠ってしまい、すぐに救急医に来てもらう必要はなくなりました。翌朝彼女は夫を医者に連れていきました。診断では夜中に深刻な心臓発作を起こしていたということでした[10]。

10) 出版社注:心臓の痛みを感じる場合は、すぐに電話で救急車を呼び、病院の救急治療室に行ってください。必要なときにすぐに利用できるように緊急の電話番号を確認しておきましょう。救急車を待つ間にムドラを行うことが大切です。ムドラのエクササイズは有能な医者の治療の代わりにはなりません。

　別の女性の話では、ムドラ番号6で視力が大幅に改善したそうです。ある知人は循環器系の不調がムドラ番号29でかなり改善したと報告してくれ、別の女性はムドラ番号18で慢性的な前頭洞炎が楽になりました。

　もっと多くの成功例をここにリストアップすることもできますが、これらの例だけでもムドラのすばらしい効果をおわかりいただけたと思います。

ムドラと瞑想

キリスト教の祈りが言葉やそれに応じた手のポーズで表現されるように、東洋の宗教でも手のポーズ、つまりムドラを使用して祈りの効果を高めます。瞑想の意味と目的も、ムドラによって高められます。この点では、ヒンドゥー教はかなり細分化した完全な体系を築いてきました。事実、非常に複雑で込み入っているため、多くの信者はもはやそれに対処することができず、僧侶に助けを求めています。

　瞑想は、私の人生の助けとなる欠かせないものになっています。それは私が瞑想を理解して実践しているからです。私はいつでもどこでもあらゆることのために瞑想します。その結果、人生に明確さ、光、明るさをもたらします。体内バッテリーを再充電し、問題を解決し、心を決め、助言と癒しを手に入れ、性格上の特徴に磨きをかけ、免疫力を高め、将来のためのビジョンを養い、そして神とのつながりを探します。私たちは瞑想をあらゆることに使うことができます。例えば、私たちの悩み、負担、当惑の原因を取り除き、内外の豊かさを得るため、そして精神的な目標を達成するために瞑想を用いることができるのです。こうした可能性を十分に活用しましょう！

エネルギーを再充電するためのムドラ

　だるさ、疲れ、気持ちの落ち込みを感じるときは、ムドラが驚くべき効果を発揮します。必要な休息を十分に取ることができるようになる一方で、エネルギーを

明確な（測定できる）形で蓄積することができるようになるのです。

　次のムドラは特に刺激的で回復効果があります。ムドラ番号2、3、4、6、13、21、22、27、28、29、31、35、36、39です。

過去を受け入れるためのムドラ

　毎日の生活が満足のいく平和なものであって欲しいならば、過去に負った心の負担を取り除く必要があります。これは過去を何度も振り返ることを意味してはいません。その反対です。私たちは過去の恨み、怒り、偏見、罪悪感など心の重荷になるあらゆるものから自分自身を解放することができます。これを実現する最良の方法は許すことです。他人を許し、自分自身を許すのです。けれどもおそらくこれを自分一人で行うことはできません。ですから、内なる知恵、より高い次元の自分、または自分の中にある神に救いを求めましょう。イエスや他の偉大な宗教の創始者によると、許すことは一番難しいことですが、内なる平和を見つけるには最高の道です。なんとか少し許すことができる程度だったとしても、時間をかけてもう少し許すことができれば、新しい光に満ちた将来への扉が開くでしょう。仲間や自分自身を本当に許したと言えるのは、彼らが幸せであることを想像し、彼らにあらゆるいいことがあるように、愛情をたくさん得られるように、と心の底から願うことができたときです。この目標を達成するためには時として大変な痛みを経験しなくてはなりません。

　ムドラ番号12、32、42、47は過去の感情に向き合って解消するプロセスを早めるのに役立ちます。

関係を改善するためのムドラ

　仲間は自分たちを映す鏡です！　他人の特に好きなところは自分自身の内面の好きなところでもあります。他人の嫌いなところは自分自身の拒絶したい部分です。このことを学ぶまで私たちは何度も同じような人々と出会うでしょう。自分が

変わると、人生に登場する人々はそれに応じて変化します。 人が周りから消えていき、その場所に別の人が入るのです。

　厳しく聞こえるかもしれませんが、これは残念ながら真実です。 私たちが自分自身の行動として許せないことを、他の人がたびたび行うというのが本当のところではないでしょうか？ 私たちを困らせる人たちも中にはいます。 そういう人たちはきっと早まった判断をして、言葉で他人を攻撃し、思いやりがなく危険で、聞く耳を持たず、落ち着きがなく周りを苛つかせ、自分のほうが何でも良く知っていると思っていて、不信感を抱いていて—このリストにはほとんど終わりがありません。 私たちはどのように行動して対応すればいいのでしょうか？ かなり以前から、私は他人を通して自分に送られたメッセージを自分のために読み解こうとしてきました。 私はどうだろうか？ どうふるまっているか？ どんな印象を他人に与えているか？ 自問することで、自分自身のことが良くわかるようになり、変わるチャンスが生まれます。 他人やその反応が怖くなることがありますが、それは自分自身が操られて利用されているからです。 また、私たちは「いい行動」をとって他人の役に立つことで、相手に好かれたいと思うのです。

　ムドラ番号1、12、14、45、47によって、自分の人間関係が明確になり、恐怖がなくなり、許すという行為がしやすくなります。 けれども、ここでみなさんにこれだけはお願いしたいと思います。 この自己内省を全部行って、もしもまだ自分がどれほど「間違った」ことを繰り返しているかがわかっても、自分自身を愛して自由な気持ちでいてください。 そして、何よりも自分を批判して叱るのではなく笑い飛ばしてください。 次の機会に「正しいことをしようとする」とすればいいのです。 私はいつもみなさんの幸運を願っています。

日々の問題を解決するためのムドラ

　すべての問題はそれ自体の解決策を含むということを私たちは常識から教わります。 解決策を必要とする課題、状況、問題と繰り返し向き合うことは人間の本質の一部です。 これが私たちに警告を出し続け、感覚を研ぎ澄ませ、理性をかき

たてます。瞑想という静寂の中で、私たちは心の奥底に入り込み、大いなるものと出会うことができます。ここでは質問することができ、適切な答えは必ず他人、本、ラジオの声、気分などを通して適切なときに適切な方法で現れます。私は、ムドラの知恵を探求しながら学んだこのテーマにまつわる興味深い話をいろいろとお話しすることができます。

　それは奇跡といえるようなことです！　私の夫は最近こんなことを言いました。「きみは地球上で一番幸運な人か魔女のどちらかだよ！」でもこれはどちらも真実ではないことは明らかです。私は自分の経験によって、宇宙の力に対する信頼を得てきたのです。それが現在の私の幸運につながっています。でも必ずそううまくいくとは限りませんでした！

　決断を下すときには、問題の大小に関わらず、瞑想を利用することを決して忘れてはいけません。そして絶対に手に入れたいものがあっても、それが手に入らないときは未来に必ずもっといいことがあなたを待ち構えているのです。

　日々の問題を解決するには、ムドラ番号14、16、18、31、42、50、51が最適です。

人格を形成するためのムドラ

　私たちのだれにも、人生を困難にしたり不愉快にしたりする性格上の特徴があります（極度の怖がり、批判的すぎること、罪悪感、中毒性のある行動、劣等感、神経質、悲観主義など）。瞑想はそれらを変える、または完全にくつがえすことさえできるすばらしい方法です。最高のアプローチは一度に１つずつ対処することです。１年に１つでも性格上の特徴を変えるのに成功すれば、その後10年で私たちはどうなっているでしょう？　克服したい性格上の特徴と戦ってはいけません。それよりも、それを詳しく調べて、そのいい面を理解すべきなのです。これが克服できる唯一の方法です。

　まずこの魅力のない特徴がどこから生まれたのか、どうやって発達したのか、そのいい点は何かを自分に尋ねましょう（何ごとにも何か長所があるものです）。ど

んな不愉快な性格でも、何かもっといい方へ向かう道を示すことがあります。残念ながら、自分の不愉快な性格のせいで打ちひしがれる場合もあります。またはそのせいで強くなっている場合もあります。その性格上の特徴を真逆に変えて得られるものを詳細に鮮明に想像してください。

そうすればあなたはその性格上の特徴を弱めることでそれを持ったまま平和に生きるか、またはその反対の性格（例えば、恐怖心に代わる勇気）を身につけて生きる状況を想像して、その性格を取り除くかどうかを決めることができます。心の中でのイメージは次第に外の世界に移動してきて外側の現実となるのです。

瞑想にはこれらすべての考えを含むことができます（ムドラ番号13、22、23、24、30、38）。やがて私たちは本当の奇跡を体験するでしょう。

未来を計画するためのムドラ

どれだけ多くの人たちが将来を心配し、仕事を失うことや、年をとること、あらゆる病気の可能性を心配しているでしょうか？　私は以前多くの人たちに将来の不安について尋ねたことがあります。その結果、不安の種類があまりにも多岐にわたることに、だれもが驚きました。人間の想像力はとどまるところを知りません。他人にはとても想像できないような不安を感じている人もいます。だれもが最後には、将来を「現実的に」見られる人がほとんどいないことに気づき、納得しました。

不必要な不安を今すぐ根本的に取り除いてはどうでしょう。瞑想は、将来のイメージを視覚化して、短期目標や長期目標を計画する方法として利用できます。たいていの人は無意識にこれを行っていますが、適切で、楽しく有意義だと感じる未来を意識して計画することもできます。私の場合、心の中で思い描いたことは大半が12年以内に現実となっています。そのうちの一部はいまなお途中ですが、そのときがきたらそれらも実現するとわかっています。

ムドラ番号2、8、16、18、24、32、42は未来を計画する手助けをするのに適しています。

神とつながるためのムドラ

　人は天国の門で、地上にいる間に十分に祈ったり瞑想したりしたかどうかを尋ねられると想像したことはありませんか？　そんなことはないのです。

　座ったりひざまずいたりしてどれほど頻繁に瞑想したかは問題ではなく、むしろ充実した人生を送ったかどうか、そして行ったことと行わなかったことを通して宇宙意識の意志を表現したかが重要なのです。人生における私たちの仕事は全力を尽くすことと、完成する前後に神にその仕事を委ねることです。すべての偉大な宗教団体の最高規則は必ず「祈りと奉仕」と決まっています。私たちはこれを行うために教団に参加する必要はありません。一人でもできるのです。

　ムドラ番号19、40、42、43, 44、45、46、47、48、49、50、51、52は私たちが休息を見出す手助けをして、私たちを内なる平和、満足感、喜びに導きます。その代わりに私たちは平和と喜びを自らの言葉と仕事に込めて、それらを世の中にもたらすべきなのです。

各指の瞑想

次の瞑想を行うと、1本1本の指と、それらの中に宿る力を意識して取り込みやすくなります。自分の指のことがよくわかるようになり、指を信用して愛することができるようになります。私のポジティブな体験から、それぞれの指に宿るチャクラエネルギーの分類が正確であることを裏付けています。その分類は経絡システムを有意義に補足しています（チャクラについては付録Dを参照するとさらによくわかります）。あなたの意識的で建設的な考えが、ここでも役に立ちます。すでに述べたように、思考と感情は全身の機能に影響を与えます。あなたが「しようと決めている」ことや「しようと自分に言い聞かせる」ことは予測できる時間内に現実のものとなるでしょう。

　はるか昔からヒンドゥー教のヒーラーたちは、1つの元素（地、水、風、火、空）が多すぎる、または少なすぎることが原因で体のバランスが崩れる、または深刻な病気になることさえあるということをすでに発見していました。このテーマについては30ページを参照してください。対応するイメージによって体内の調和を回復させることができます。どの元素も体に好影響を与えることもあれば、むしばむこともあります。個々の元素は自然と互いに影響しあいます。すべての元素には、バランスの取れた穏やかでダイナミックな状態で、簡単に満たすことができる特有のニーズがあります。けれど私たちはどれほど頻繁にストレスに苦しみ、休養をほとんど取れずに運動不足になって、食べ過ぎて、心配ごとに悩まされているでしょうか？　こうしたことのすべてが私たちのバランスを崩すのです。体がもはや調和できなくなると、私たちはバランスを崩し、病気にかかりやすくなります。

　次の瞑想は長い夜の眠れない時間や病気のときに行うことができます。1本の指を反対の手の指で優しく包むだけで体には他に何もしなくていいのです。

瞑想1：親指のエネルギー

　火の元素、肺の経絡、火星（惑星またはローマ神話の軍神マルス）が親指に関係しています。親指の火は他の指のエネルギーを高めて余分なエネルギーを吸収します。それによって均衡を回復させるのです。私たちはごみの焼却について考えるとき、火による破壊は、秩序を生み出す力もあることに気づきます。自然界でさえ、ある1種類の頑強な木が育つ間に、何十年も森林火災によって、さまざまな種類の新しい植物が育つための土壌が更に作られます。私たちの体内が熱くなりすぎて発熱すると細菌を死滅させます。火は酸素なしでは消えてしまうため空気に依存しています。同じことが私たちの細胞の呼吸にも当てはまります。個々の細胞の代謝は十分な酸素がある場合のみ適切に機能することができます。私たちはその中に光と温かさを視覚化する、または吹き込むことにより体のあらゆる部分やすべての臓器を実際に強化することができます。

エクササイズ

　座るか、横になってください。次に右の親指を左手の親指以外の4本の指で握って左の親指を右手の縁の内側に沿わせます。目を閉じましょう。

　　体の弱い部分や病気の部分に意識を向けてください。次に体の
　　下部中心（へその高さ）で火が灯っていると想像してください。息
　　を吐くたびに光線が体の各部分に向かいます。まず大きな黒い煙
　　の雲が、照らされた体の各部分から漏れ出します。次にその光が
　　体のすみずみまでゆっくりと満たし、照らし、癒していく様子だけに
　　意識を集中してください。

しばらくそのまま親指をそっと握っておき、流れる温かさを感じましょう。次に左の親指も同じように握って、しばらくの間そのままでいましょう。

瞑想2：人差し指のエネルギー

心臓のチャクラ、大腸、そして胃の深部経絡がこの指に関係しています。それらは「鼻が利く」という「確かな」才能、思案する能力、そしてインスピレーションとも関係しています。このエネルギーは私たちの最も奥にある核まで届き、そこから宇宙へと戻っていきます。ですから、私たちは最も奥の本質（直感）を引き出して宇宙から（インスピレーションを）受け取ることができるのです。この指は近さと広大さの両方を含みます。私たちはどれほどの接近に耐えられるでしょうか？

風の元素は知性、つまり思考力を表します。思考は風と同じように目に見えませんが、ヨガマスターたちが発見してきたように、思考は私たちの健康やあらゆる気分のために、そして人生設計のために、私たちが受け入れたり、受け入れるのを控えたりするすべての行動や、拒否したり引き寄せたりするすべてのことの源なのです。木星の惑星力もこの指に関係していて、物ごとが無限に変化することを示し、そのすべての面で人生を受け止め、処理し（消化し）、もう一度解放します。

この指には未来をはっきりと目的を持って見通す力もあります。私たちの思考はとても重要なので、その質についてもっとひんぱんに考えるべきです。次の瞑想を数日間連続で行えば、自分たちの思考には一定の癖があることに気づくでしょう。その癖は、私たちがその存在に気づいたとたんに変わることもありますが、変化には必ず一定期間が必要です。危険な思考を役立つ思考に継続的に置き換えれば、それによって生活環境も変えられるのです。

エクササイズ

　座るか、横になってください。次に右の人差し指を左手の親指以外の4本の指で握り、親指を右手の中央まで伸ばします。目を閉じましょう。

　あなたは畑の前に座っていて揺れる稲穂をじっと見ています。息を吸うと稲穂があなたに向かって動きます。息を吐くと離れます。ときには畑全体を見渡し、ときには稲穂1本1本に目を向けます。また息を吸うと空間がいかに小さくなるか、息を吐くといかに大きくなるかがわかります。黄色い稲穂ははかなさを意味し、その最後のときは新たな始まりの種にすでに含まれています。しばらくの間、雲の浮かぶ広い青空を見つめ、それから自分の心の安全に目を向けます。去来する思考に注意を向け、しばらくの間自分の思考について考えます。あなたは普段はどのように考えますか？　ポジティブに？　ネガティブに？　自信に満ちて？　それともびくびくして？　悩みごとをくよくよ考えたり、批判的に考えたり、過去に縛られたりしていませんか？　それとも未来志向で考えますか？

　しばらくの間、指を握ったまま流れる温もりを感じましょう。次に左の人差し指も同じように握ってもう少しそのままでいましょう。

瞑想3：中指のエネルギー

　ヒンドゥー教はこの指を天の指と呼んで、喉のチャクラに分類します。中指を見てください。一番長い指で、他の指より高くそびえています。そのエネルギーは遠くまで無限に放射状に広がります。さらに天国への階段と考えることもできます。中指に関連づけられている土星は、私たちの太陽系の端に位置し、「入口の番人」とも呼ばれます。私たちは天国の門で自分たちの人生の責任を負わされます。純粋さの門である喉のチャクラにも、その象徴的意味を見出しています。そ

の門はその人の魂と心が純粋なときだけ開くのです。

けれども、スピリチュアルな道を歩むためには、まず地上での自分の義務を果たさなければなりません。そのことはその意味を持つ経絡である循環経絡と胆のうの深部経絡によって示されます。どちらの経絡も私たちが人生で学ぶべきことを理解して習得する手助けをします。それらの本質は意欲、行動、リスクと、行動を起こす喜びです。中指のエネルギーの領域は、実際の生活からそれをはるかに越えた世界まで及びます。そして次の言葉に要約されるでしょう。「神は自らを助くる者を助く」

エクササイズ

座るか、横になってください。次に右の中指を左手の親指以外の4本の指で握りましょう。左の親指を右手の中央まで伸ばします。目を閉じましょう。

一番したいことをしている自分の姿を想像してください。道に置かれたあらゆる障害物を克服しながら、自分の意思や才能を存分に駆使して、自分の行動を楽しみましょう。その行動は成功して、その成功がどのように見えるかを想像します。あなたの行動が世界(自分の家族、個々の人間、または世界全体)を豊かにします。あなたを助けて行く道を示してくれる神の力に絶えず触れていることを広く想像しましょう。

もしも仕事に満足できず、好きなレジャー活動や趣味もないなら、自分の心の声に耳を傾けて、答えを受け取るまで内なる知恵を絞りだすときです。同時に、中指が象徴とする新しい取り組みを求めて、手近なことにも実際に取り組みましょう。そして何よりも神の力に助けを求めましょう。神の力と密接で信頼できる関係になりましょう。

しばらくの間、黙って指を握ったまま体内に流れる温もりを感じましょう。

次に左の中指も同じように握ってしばらくの間持っていてください。これらの手のポーズは首のこりにもすばらしい効果があります。

瞑想4：薬指のエネルギー

薬指は太陽神アポロと、骨盤底をつかさどるルートチャクラに関係があります。この力はスタミナ、持久力、そして発言力を与えます。中国ではこの指を肝臓の深部経絡に関連づけています。肝臓の力は人に忍耐、平静、希望、将来へのビジョンを与えます。「トリプルウォーマー」も薬指の指先で始まります。この経絡は体内のすべての保護機能をつかさどり、体温も調整しているので、結果として細胞の機能を調整していることになります。この経絡が最適に機能すると、ストレスの多い状況下で心の平静を保つ能力を与えます。心の平静を保つことは、免疫システムが正常に機能する前提条件でもあります。この指を支配する力が安定性を与え、浸透していき、上を目指します。

エクササイズ

座るか、横になってください。次に左の薬指を右手の親指以外の4本の指で握り、右の親指を左手の中央まで伸ばします。目を閉じましょう。

砂漠、山、島など—むき出しの土やあらゆる形の砕けた岩を思い浮かべてください。多量の土が動き始めると何が起こるでしょう？　地面はいつ干上がるのでしょう？　地面はいつ太陽に完全にさらされるのでしょう？　次に肥沃な土を想像してください。ゆっくりと植物を誕生させましょう。小さな植物、大きな植物、豊かな緑が広がります。次に地中奥深くにある1粒の種に意識を集中させてください。呼吸をするたびに中で何かが動き、やがて種が破れて1本の芽が光の方向に伸びていきます。

同時に地中深くに何本もの根を張り出します。そしてとてもゆっくりと

成長する1本の木になります。あなたは辛抱強く待って、その植物が大きな木に成長していくのを見ています。時間には何の意味もありません。ただ絶えず成長することが重要なのです。木は毎年新しい花を咲かせて実をつけます。その木のように、私たちも成長の理由を知りません。その木のように、私たちも十分に人生を謳歌したいと願い、たとえその大いなる神秘を完全には理解できないとしても成長には目的があると知っています。木が毎年変化するように、私たちの内なる発展も続きます。それが喜びに満ちているか悲しみに満ちているかは私たちが決定的に影響を与えるのです。

しばらくの間、指を握ったまま流れる温もりを感じましょう。次に左の薬指も同じように握って同じくらいの時間そのままでいてください。

瞑想5：小指のエネルギー

性欲のエネルギーセンターである第2チャクラは小指と関係があります。それは人間関係、特にパートナーとの関係に関連します。この性欲との関連づけはハタ・ヨガと共通しています（仏教では、性欲は薬指と関係があります）。それにはコミュニケーション能力も含まれます。心臓の経絡が小指にあることを中国人のヒーラーたちが発見したことから、小指を水の元素と関連づけたヨガマスターたちの主張が正しいことを裏付けています（水は感情の領域の象徴です）。喜びに満ちて充実した人間関係は心臓を温めるだけでなく、栄養を与えて強くします。その結果、強い心臓のエネルギーが私たちに幸せになる才能を与えます。私たちに崇高な感情を与え、気分を改善します。私たちの気分はつねに現在の複数の感情が混ざり合ったもので、湖面に立つ波に例えられます。波はリズミカルで調和がとれていることもあれば、激しく波立っていることもあります。水は透明で澄んでいることもあれば、浅く、重く、暗く濁っていることもあります。

エクササイズ

　座るか、横になってください。次に左の小指を右手の親指以外の4本の指で握り、右の親指を左手の中央まで伸ばします。目を閉じましょう。

> 心の中で、あなたは海辺に座って波を見ています。波はあなたの方へ寄せては返し消えてしまいます。同じことがあなたの感情、気分、そして他人との関係にも当てはまります。人と愛を与え合うこともこの法則の影響を受けます。気づいてください。あなたが受けることのできる愛の量は、あなたが無条件に与えることのできる愛の量と等しいのです。それがすばらしい行動を意味する必要はありません。人や動物や植物、水、空気、大地に温かく優しい心を向けることができれば、それで十分なのです。だれか（特定の人でも、漠然と「だれか」でも）の幸せな姿を想像し、必要であればその人を励ましてください。個々の才能と善意を信じてください。その人が朗らかで幸せそうに笑っているという場面全体を想像してください。親しい人がいない場合は、これをバスや電車に乗っているときに見知らぬ人でやってみましょう。数日間または数週間これを続ければあなたはきっと奇跡を経験するでしょう。あなたの心が喜びであふれるときが来るはずです。でも一番重要なことは、しばらくの間は全く何も期待しないことです。あなたの善意と愛情を無条件に外へ発散して下さい。芽が出るまでただ辛抱強く待つのです。

　しばらくの間、小指を握ったまま流れる温もりを感じましょう。次に右の小指も同じように握り、同じくらいの時間そのままでいてください。

第2章

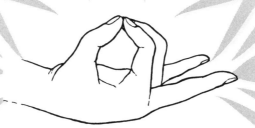

ムドラ

心、体、魂のためのムドラ

次のムドラは主に、体の不調の治療や緩和のために使われます。また、ビジュアライゼーションとアファメーションと組み合わせることで、心と感情の反応にも影響を与えることができます。

　先に述べたように、健康障害は突然やってくるわけではありません。単に病気の症状や痛みを取り除くために瞑想したりムドラを使用したりするのは、現実を見て見ぬふりをしているだけです。短期間の結果は出るかもしれませんが、効果は長くは続かないでしょう。取るべき最良の行動は、治療のためにムドラや植物療法などを使用するのと併行して、なぜそもそもこのように感じるかを考えることです。第1に、本当の原因は何でしょう？　瞑想中、私たちは病気の原因について内なる知恵、より崇高な自分、または神の光に尋ねることができます。おそらく原因はとても簡単に見つかります。私たちは単に間違った物を食べたり、ストレスを感じたり、十分に休息をとっていなかったりするせいで、免疫系を抑圧しているのです。憤り、嫌悪感、復讐心、妬み、貪欲などのネガティブな感情によっても私たちは病気になります。特に慢性の健康障害の場合では、多くはネガティブな感情が原因です。第2に、その病気はどのような「病気にかかる利点」を与えてくれるでしょうか？　どの病気にも利点はあります。ようやく十分な休息が取れる、他の人が世話をしてくれる、同情してくれる、責任を他の人に渡すことができる、などです。自分自身に適切な割合で愛情や同情を抱き、休息を取るようにして、他人からはそれを期待しないようにしなければなりません。いくつかの習慣を変えることによって、病気にならずに「病気にかかる利点」を得ることができるのです。

　第3に、私たちを病気にするもの全てを進んで取り除かなければなりません。先住民のシャーマンたちは、いつも癒しの儀式の最初に悪霊払いを行います。何のせい（だれのせい）で病気になるかを考えてください。どのような考え、感情、習慣があなたの健康をむしばむのでしょう？　あなたはそれらをやめる気がありますか？　なぜ自分が病気になるのかというこの自己分析、研究によって、私の人生では、かなり自分に正直になることが求められましたが、そのおかげで全く新しい特質が加わりました。さらに、自分自身を見つめることは、終わりのある営みではなく、自分を知るというどこまでも続く道のりです。とはいえ、どんなに正直に厳しく行うとしても、どうか自分自身を愛して、優しく大切にして、理解することを忘れないでください。失敗が多ければ多いほど、自分を愛する気持ちが必要です。

1 心臓のムドラ

（象の神；ガネーシャ、すべての障害物に打ち勝つ神）

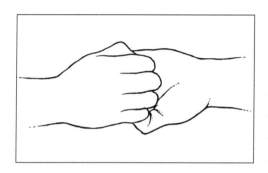

左手の手のひらを胸の前で外側に向けます。指を曲げます。次に右手の手のひらを自分のほうに向けて、左手と組ませます。両手を胸のちょうど前で心臓の高さまで移動させます。息を吐きながら、組んだ手を離さずに両手を元気よく両側へ引きます。これによって上腕と胸部の筋肉が緊張します。息を吸いながら、すべての緊張を解放します。これを6回繰り返して、次に両手をそのままで胸骨に優しく当てます。この部分にある感情に、意識を集中しましょう。次に手の向きを変えましょう。今度は右の手のひらを外側に向けます。このポーズでもこのエクササイズを6回繰り返します。そのあとしばらくの間そのままで静かにしていましょう。

1日1回で十分です。

バリエーション：同じエクササイズを繰り返しますが、今度は下腕を水平ではなく斜めに保ちましょう。片方の肘を斜め上に向けて、もう片方の肘を斜め下に向けてください。

このムドラは心臓の動きを刺激し、心臓の筋肉を強化し、気管支を開き、この部分のあらゆる種類の緊張を解きます。第4チャクラを開き、私たちに勇気、自信、他人に対する寛容さを与えます。

おもしろいことに、このムドラは他人を勇気づけたいときにも役立ちます。「勇

気を奮い起こせ。好機をつかめ。あなたならできる！」 それはまるで手が言葉を、そして心臓を強くするかのようです。有名な「ジャングルドクター」アルベルト・シュヴァイツァー氏は、「多くの人々が冷たく見えるのは、彼らには自分の心の温かさを人に見せる勇気がないからだ」と言っています。

漢方薬：サンザシ（セイヨウサンザシ Crataegus laevigata）は心臓を強くします。

　心臓のムドラは赤い色にポジティブに反応する火の元素（付録C参照）を活性化します。次のビジュアライゼーションは心臓と血行の働きを助けます。それによって私たちは開放的な気持ちと親切な心を持って仲間たちと出会えるようになります。

ビジュアライゼーション

赤い色、たとえばさまざまな赤い色調のモザイク、曼荼羅、カーペットなどを思い描いてください。次にしばらくの間あなたの五感をそれに集中させましょう。赤は心臓を強くし、温め、広げ、あなたに勇気を与えて心を開放し、自信を持たせます。

アファメーション

私は勇気、寛容さ、自信を持って他の人たちと会います。

---

2 ウシャス・ムドラ

（夜明けのムドラ―あらゆるいいことの起源）

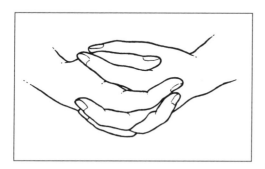

　右の親指が左の親指の上に
くるように指を組みます。右
の親指で左の親指を軽く押し
ます。

　重要：女性は左の親指が右
の親指の上にくるように指を組
んで、左の親指で右の親指を
押してください。これを毎日5〜15分行いましょう。望む効果が現れるまでこの
ムドラを続けてください。

　年齢に関係なく、変化のときはあります。人生では新しい始まりのときが繰り返
しやってきます。第2チャクラは、性欲と創造力の中心で、何か新しいもの、公表
したい秘密をつねに含みます。このムドラは第2チャクラの性的エネルギーを集
中させて、その上にあるエネルギーセンター内に送ります。それによって精神的
覚醒、喜び、新しい衝動がもたらされ、ホルモン系の調子が整います。

　ウシャス・ムドラのおかげで朝は目覚めやすくなります。まだ眠くてベッドに横に
なっているとき、後頭部で両手を組んでください。次に数回大きく深く息を吸い、
目と口を大きく開けて、両肘を枕に押しつけます。息を吐きながら、すべての緊張
を解きます。これを6回繰り返しましょう。これでもまだ意識がはっきりせずに爽
快な気持ちにならなければ、火打石で点火しようとするように、両方の手のひらと
両くるぶしをそれぞれこすり合わせましょう。最後に、63ページの図のように両
腕を伸ばして元気にストレッチしてもいいでしょう。

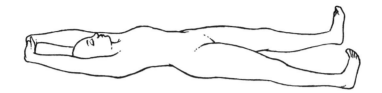

漢方薬：緑茶とローズマリー（マンネンロウ Rosmarinus officinalis L.）には気分をすっきりさせる効果があります。

ビジュアライゼーション

自分が日の出を楽しめるいい場所に座っている姿を想像してください。太陽がゆっくりと昇り、赤、オレンジ、黄色の光が長時間あなたに影響を与えます。こうした色は覚醒を促して気分を改善します。次に自分が若い力と新しい衝動で満ちあふれ、人生を謳歌していて、愛情を持って世界に出ていき、心からの笑顔といい行い、美しい物を通して世界に十分に感謝する人であると想像しましょう。

アファメーション

私は喜びと情熱に満ちあふれ、
そのおかげですばらしいことを実現することができます。
人生を最高に楽しんでいます。

3 プーシャン・ムドラ

（太陽神であり、栄養の神でもあるプーシャンに捧げるムドラ）

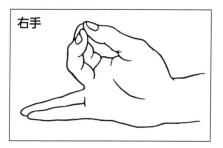

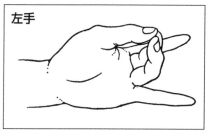

バージョン1：

右手：親指、人差し指、中指の指先を合わせ、他の指を伸ばします。

左手：親指、中指、薬指の指先を合わせ、他の指を伸ばします。

このムドラは片手のジェスチャーで受け入れて受け取ることを、反対の手のジェスチャーで物ごとを流れさせ、与え、手放すことを象徴します。両手は連動して消化に役立ちます。食べ物を吸収して活用し、排泄を促すエネルギーの流れに影響を与えます。呼吸をすることで、肺での酸素の吸収と二酸化炭素の排出を強化します。太陽神経叢（胃、肝臓、脾臓、胆のう部分）をリラックスさせる効果があり、自律神経系のエネルギーを調整し、排出のエネルギーを結集し、無害化します。一般的な、または急性の吐き気、船酔い、おなかの張り、食後に感じる満腹感に効果があります。

バージョン2：

右手：親指、薬指、小指の指先を合わせ、他の指を伸ばします。

左手：バージョン1と同じ。

親指と薬指と小指のエネルギーを結びつけることで、下部消化プロセスと排泄プロセスを活性化します。このムドラは一般的なエネルギーポンプと呼ぶことが

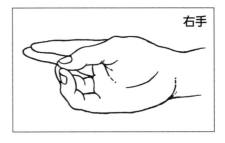

右手

できます。脳の機能を刺激することは科学的にも証明されています。右手の指のポーズは、かき立てられてくすぶる火のように、骨盤底のエネルギーを活性化します。左手の指のポーズによって燃えさかるエネルギーが上へ

向かいます。あらゆる臓器、気分、思考(集中力、記憶、論理的な思考、情熱など)が結果として好影響を受けます。

　これらの2つのムドラは、即効性のあるムドラとして使用することができます。慢性の病気の場合は1日4回5分間行うとよいでしょう。

漢方薬:フェンネル(ウイキョウFoeniculum vulgare)、アニス(Pimpinella anisum)、キャラウェー(ヒメウイキョウCarum carvi)がこのムドラの効力を高めます。

ビジュアライゼーション

息を吸いながら、光の形でエネルギーを取り込みましょう。呼吸を止めている間は、それが体内に広がって形を変え始めるのに必要な時間と空間を与えましょう。息を吐きながら、使用済みのエネルギーが逆に体から流れ出すのに任せます。呼吸をするたびに心、体、情緒面が軽くなりすっきりとします。

アファメーション

自分にとっていいことをすべて感謝しながら受け入れ、
その効果を体内にいきわたらせ、
費やされるものをすべて解き放ちます。

4 気管支のムドラ
（プールナ・スワラ・ムドラ）

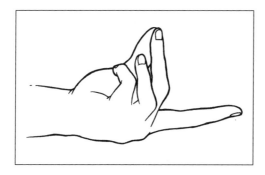

　両手ともそれぞれ親指の付け根に小指を、親指の第1関節に薬指を、親指の指腹に中指をつけます。人差し指は伸ばしましょう。

　急性の喘息発作には、最初にこのムドラを4〜6分間行い、次に呼吸が通常に戻るまで喘息のムドラ（5番 p.68）を行ってください。長期治療中は、両方のムドラを1日に5回5分間行いましょう。

　呼吸障害のある人は精神的な孤独、孤立感、性的な問題、悲しみにも苦しんでいることが多いのです。外の世界では、こうした感情は冗談のネタとして笑い飛ばされることも多いものです。またこうした人々は、人のするべきことを代わりにしたり、人の心配をしたりすることで他人と自分を結びつけます。この行動が、自然と大きなストレスを生み、そのためこうした人々は焦ってしまい息が切れるのです。ときには自分のネガティブな感情や気分を認めて、それらをよく見つめてみることが大切です。こうした感情はちょうど水面に立つ波のようだと気づいてください。そしてこのような感情が生まれる理由は、浅い呼吸によって生じる全身の弱さである場合が多いのです。不適切な呼吸では、力を体内に貯めておけないからです。呼吸が浅いと肉体レベルだけでなく、心と情緒面も弱っていきます。その結果、恐怖、悲しみ、不満、神経過敏などが生まれます。

　ヨガでは、毎回の呼吸エクササイズと体のエクササイズでこの内なる力を高め、エネルギーレベルを高く維持します（毎日少なくとも30分間行いましょう—適切な

一連のエクササイズは177～189ページを参照してください）。次のビジュアラ
イゼーションも効果的です。背筋を伸ばして座り、両手を体から約10センチ離し
たところで維持します。腕が疲れたら手を太ももの上に乗せましょう。

漢方薬：タイム（Thymus quinanecostatns イブキジャコウソウ）、サクラ
ソウ（キバナノクリンザクラ Primula veris L.）、ニワトコ（セイヨウニワトコ
Sambucus nigra L.）は気管支に効く最も重要なハーブです。

ビジュアライゼーション

意識を骨盤底に向けて座面を感じてください。息を吸いましょう。次に
意識を腹部、胃、胸、喉、額、そして頭頂に向けます。その間に1から7ま
で数えましょう。そして約5秒間息を止めます。息を吐きましょう。それ
から、意識を上から下へ向けて、7から1へ逆に数を数えましょう。息を
吸いたいという欲求が起きるまで我慢強く待ち、やがて息を吸いながら
意識をもう一度上へ向けましょう。息を吸ったり吐いたりしたあとで止め
る時間をとることはここではとても大切です。

アファメーション

呼吸をするたびに力強さがみなぎります。
それが心、体、魂を強くします。

5 喘息のムドラ
（ディールガ・スワラ・ムドラ）

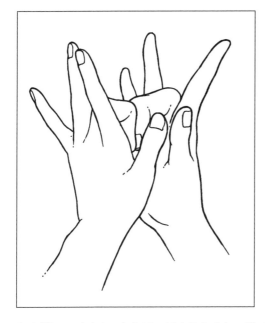

両手の中指の爪を押しつけ合い、他の指は伸ばしておきます。

急性の喘息発作の場合、最初に気管支のムドラ（4番p.66）を4～6分間行います。次に呼吸が静まるまでこの喘息のムドラを行いましょう。長期治療中は、これら2つのムドラを毎日5回5分間行いましょう。

残念ながら私は喘息を患っていて、投薬治療で根治してその後二度と症状の出ない幸運な人間の一人となったわけではありません。私の父方の家族は大勢喘息を患っているため、これは「大切な」家宝です。それでも、私は一定の行動規則に従っているため、投薬治療をせずに生きています。私の助言は確実に喘息患者の役に立っています。だからこそ本書でそれらをお伝えしています。

- 寒い気候の間は、決して口呼吸をしてはいけません。気管支が炎症を起こして充血するのを防ぐためです。
- 慌てることのないようにしましょう。ストレスを感じるたびに副腎からアドレナリンが分泌され、それによって気管支が充血、収縮しやすくなります。
- 食事は軽めにしてください。肉は週1回で十分です。乳製品、トマト、唐

辛子、キウイは食べないでください。当然ながら禁煙は必須です。

● 抗生物質などの免疫系を弱める薬を飲んではいけません（医者に相談の上必要なら可）。

● ウォーキングをして新鮮な空気を十分に吸いましょう。毎週ヨガや体操をして十分に休息を取りましょう。

呼吸困難に苦しむ人々の多くは内なる孤独（周囲の世界との距離がありすぎること）に慣れていたり、他人との境界を引くことができなかったりします。そのため、他人の義務や問題によって自ら苦しんだりするのです。

漢方薬：ニガハッカ（ホアハウンドMarrubium vulgare L.）とブラッククミン（ニオイクロタネソウNigella sativa）は喘息の症状に効きます。

ビジュアライゼーション

広大な広がり、たとえば海、雲の浮かぶ空、山（あなたはその頂に立っています）の映像を思い浮かべてください。この広大さを心臓や肺の中に取り込みましょう。息を吐きながら、その距離をさらに大きくしましょう。息を吸いながら、再び小さくします。その割合はお任せします。次にストレスの種になっている人たちや職務を思い浮かべて同じことをしてください。

アファメーション

私は自分を抑圧するすべての物から離れて
新しい自由を謳歌します。
私を支えてくれる神の光の中では、私は安全で安心しています。

6 プラン・ムドラ

（人生のムドラ）

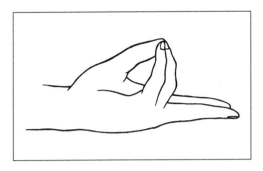

両手ともそれぞれ親指、薬指、小指の指先を合わせます。他の指は伸ばしたままにします。

必要に応じて5～30分間行います。または治療の一環として1日に3回15分間行いましょう。

プラン・ムドラは人間の基本的な力が宿る、ルートチャクラ（付録D参照）を活性化します。この場所を燃え盛る、またはただ静かに輝いている火に例えてみましょう。この火がどれほど明るく輝くかは、私たちがどれほどうまく火を燃やしているかに左右されます。この指のポーズは骨盤底内にある栄養を与えるエネルギーを刺激します。

プラン・ムドラは一般には活力を高め、疲れと過敏になった神経を和らげ、視力を改善します。目の病気に対しても使用されます。心と情緒のレベルでは、持久力や発言力、健全な自信を高め、新しいことを始める勇気や、物ごとを見極める力を与えてくれます。澄んだ瞳は明確さを重視する考え方や澄んだ心の象徴でもあり、考えやアイデアがはっきりとまとめられていることを意味します。

キム・ダ・シルヴァ氏の教えによると、プラン・ムドラを行うときは、親指を他の2本の指の指先ではなく爪の上に置くこともできます。これには左脳と右脳を等しく機能させて活性化させ、互いに補い合う効果があります。全身の健康にとってとても重要なことです。

　神経の過敏さは、たいてい弱さや気を散らすものが多すぎることや、不安定な心のサインです。プラン・ムドラは、意識的でゆっくりとした穏やかな呼吸法と組み合わせることで、頑丈な錨のように心を安定させ、落ち着かせる効果があります。

漢方薬：トケイソウ（Passiflora caerulea L.）、セイヨウオトギリソウ（Hypericum perforatum L.）、カラスムギ（エンバクAvena sativa L.）は神経系を強化して持久力を養います。

ビジュアライゼーション

自分を木だと想像してください。これが難しい場合は、目の前に木があると想像してください。息を吸いながら、エネルギーが根の中に流れ込み、根が太く長くなっていくのを想像してみましょう。息を吐きながら、強さを幹の中に流し込みましょう。その強さは、そこから葉の茂る上部に、木をはるかに超えて空に、そして太陽に向かって流れます。根茎が大きくなればなるほど、木の上部も大きくなります。同じことが私たちにも、私たちの存在そのものにも、私たちがどのように行動するかにも、そして私たちが何を手にするかにも当てはまります。

アファメーション

私には人生の大小の冒険をするための健全な食欲があります。
大きな満足と喜びでそれらの挑戦を消化します。

---

7 リンガ・ムドラ

（垂直のムドラ）

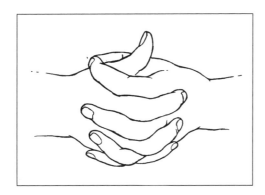

両方の手のひらを合わせて指を組みます。それから1本の親指を立てて、反対の手の親指と人差し指で握ります。

必要に応じて、または1日3回15分間行いましょう。

この指のポーズは咳、風邪、肺感染症に対する抵抗力を強めます。さらに肺にたまった粘液をゆるめます。気候の変化で呼吸器系の不調が出やすい人にはとても効果的です。また体温を上げるので、熱が十分に上がりにくい人には特に適しています。体内にいる多くの細菌は一定の温度に達したときにのみ死滅するため熱は重要です。

リンガ・ムドラは、ケシャブ・デブ氏によると、体重を減らすのにも効果的です。けれども、この目的で用いるためには十分に注意して1日3回15分間行わなければなりません。また1日に少なくともコップ8杯の水を飲んで、ヨーグルト、米、バナナ、柑橘系の果物などの体を冷やす食べ物を中心に食べましょう。リンガ・ムドラをあまりにも長く行うと、倦怠感や無気力感が起きる場合があります。そのような感覚が起きたら、このエクササイズをもっと短時間にとどめて、体を冷やす食べ物や飲み物を摂取してください。

免疫系を刺激して体温を上げるため、リンガ・ムドラを行う前に次のエクササイズをするとよいでしょう。これを行ったあと、体がとても熱いと感じるまで座って、または横になってリンガ・ムドラを行いましょう。

基本のポーズ：立ち上がって、脚を少し開いて、膝を少し曲げて両手を胸の前にもっていきます。

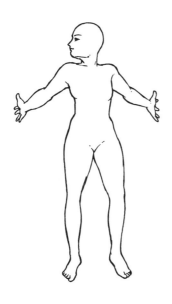

息を吸いながら、両腕を後ろに投げ出し、顔を右に向けて肩を見ます。

息を吐きながら、手を胸の前に戻して顔を前に向けます。

少なくとも10回繰り返します。

漢方薬：エキナセア（Echinacea）は一般に免疫系の活性化にお勧めです。

ビジュアライゼーション

体内で火が細菌、老廃物、不要な積み荷を燃やしているのを想像してください。

アファメーション

私の抵抗力は刻一刻と強くなっていきます。

8 アパーナ・ムドラ

（エネルギーのムドラ）

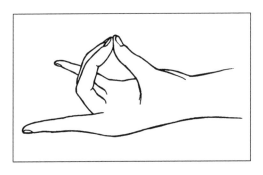

両手ともそれぞれ親指、中指、薬指を合わせて、他の指は伸ばします。

必要に応じて、5〜45分間行うか、治療の一環として1日3回15分間行いましょう。

このムドラは、ケシャブ・デブ氏によると、体から老廃物や毒素を取り除くと同時に泌尿器系の問題を除去するのに役立ちます。

アパーナ・ムドラは木の元素を刺激します。木の元素は、肝臓や胆のうのエネルギーに関係しています（付録C参照）。この元素は、春や新しい始まりや未来の展望に取り組んで形作るときの力と喜びとも関わっています。

アパーナ・ムドラには心のバランスを整える効果があります。心のバランスがとれているかどうかは、肝臓が良好に機能しているかどうかに大きく左右されます。健康な肝臓が私たちに忍耐、平静、自信、心のバランス、調和を与えるのです。精神面では、展望を発展させる能力をもたらします。新しい挑戦に直面しながら未来を見つめるときや、願いを叶えたいときは、このすべてが必要です。

漢方薬：肝臓と胆のうに効く2つのすばらしい薬はオオアザミ（マリアアザミ Silybum marianum）とタンポポ（セイヨウタンポポ Taraxacum officinale）です。

ビジュアライゼーション

想像の中で、美しい花が咲き誇る庭に座りましょう。色とりどりでさまざまな形の植物を楽しんでいます。どのように種が発芽するか、どのように植物が成長して花が咲くかなどの自然の大いなる神秘を観察します。ここで何もない花壇に、会話、人間関係、計画などあなたが豊かな果実を実らせたいものを植えましょう。それがどのように発芽して、成長を続け、花を咲かせ、豊かな果実をつけるかを想像してください。これらの果実から恩恵を受けるべきなのはだれでしょう？　大いに感謝してこの想像を終えましょう。

アファメーション

私は種をまいて、世話をして、豊かな収穫を受け取ります。
そのための神の助けをありがたく受け入れます。

9 シャーンカ・ムドラ

（貝のムドラ）

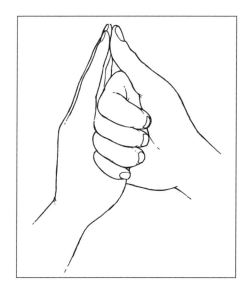

　右手の親指以外の4本の指で左手の親指を握ります。同時に右の親指で左手の伸ばした中指に触れましょう。この両手はホラ貝のように見えます。両手を胸骨の前に保ちましょう。

　これを好きなだけ何度も長く行ってください。または治療の一環として毎日3回15分間行いましょう。

　このムドラを練習したいときは、最初に数回「OM（オーム）」を唱えてもいいでしょう。その後数分間は静かにして、自分自身の声に耳を澄ませます。

　このムドラは多くのヒンドゥー教の寺院で儀式中に使われます。そこでは朝にホラ貝を吹いて寺院の扉が開くのを告げます。同じことが私たちの内なる寺院にも当てはまります。そこでは神の光が輝き、扉が開放されるのです。

　貝のムドラは、喉のあらゆる種類の問題を吹き飛ばします。これを定期的に行うと、特に同時に「OM」を唱えると、声が良く出るようになります。さらに鎮静効果も高く、静けさを集めることができます。

漢方薬：喉に問題がある場合は、レモン汁とはちみつを2〜3滴加えたセージ茶でうがいをすると効果があります。

ビジュアライゼーション

まずこのムドラを通して、また「OM」を唱えることによって、集めた静けさに身を委ねましょう。手を貝殻に、握られた親指を真珠に見立てましょう。左の親指は高い次元にいる自分の象徴となり、それによって自分自身を愛情と結びつけて、必要な助けまたは、自信と安心感を受け取りましょう。つまり、必要なものすべてを自分に与えるのです。

アファメーション

私は強さと愛情を表す考えと言葉を使います。
自分が考えることも話すこともすべて自分に返ってくるのです。

10 スラビー・ムドラ

（牛のムドラ）

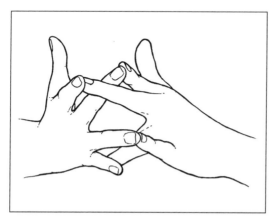

左手の小指を右手の薬指に合わせます。右手の小指を左手の薬指に合わせます。同時に両手の中指をそれぞれ反対の手の人差し指に合わせます。親指は伸ばしたままにします。

1日3回15分間行いましょう。

スラビー・ムドラはリウマチと関節症にとても効果的です。これらの病気は通常慢性である、または発症して痛みに気づくようになるまで、長くその人の体内に存在しているため、このムドラをさらに長期間行う必要があります。

漢方薬：これらの症状のある人は健康にいい軽い食事（付録A参照）を食べる、緑茶をたくさん飲むことをくれぐれも心がけてください。さらに、ホタルブクロ（ライオンゴロシHarpagophytum procumbens DC）を利用して、リウマチと関節症の悩みに終止符を打つことができます。

ビジュアライゼーション

最初に、主に息を吐くことに意識を集中させて、息を吐くたびに黒い雲が体から離れていく様子を想像してください。この雲には、あなたが使ったエネルギーと、すべての老廃物とあらゆる痛みが含まれています。さらに重要なことに、ネガティブな考えや気持ちもすべて含まれています。約20回呼吸したあと、息を吸うことにも注意を払い、吸いこむたびに光を吸収して全身が輝いていくのを想像しましょう。吐き出す雲は次第に明るくなっていきます。最後に、あなた自身が最高に輝く光で満たされ、周囲に放射状に広がる光のマントで包まれるのを想像しましょう。

アファメーション

浄化の光が私を満たし、
私を苦しめて傷つけるものすべてを焼き尽くします。
私は体の清潔さと、心の清らかさと、
魂の純粋さを心の底から探し求めます。

11 ヴァーユ・ムドラ

（風のムドラ）

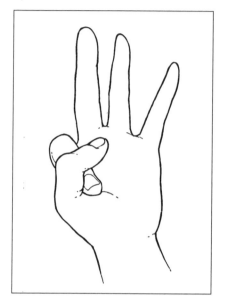

　両手の人差し指をそれぞれ指先が母指球（親指のつけ根のふくらんだ部分）に触れるように曲げます。次に人差し指の上に親指を軽く押しつけます。他の指はリラックスした状態で伸ばしましょう。

　慢性の病気には、このムドラを毎日3回15分間行い、それ以外は、効果が出るまで行いましょう。

　このポーズは体のあらゆる部分で「風」（腸内ガスの発生を意味する）と満腹感を予防します。アーユルヴェーダ医学では、体内には多くの病気の原因となる51種類の風が存在すると言われています。これらには痛風、坐骨神経痛、腸内ガスの発生、リウマチ、手や喉や頭の震えが含まれます。風によって生じる障害や病気が発生したあと、24時間以内にヴァーユ・ムドラを行うと、急速な回復が期待できます。慢性の病気には、プラン・ムドラ（6番 p.70）を行うとよいでしょう。ヴァーユ・ムドラは病気が消えたらすぐに中止しなければなりません。

　体内の大量の風は、特に腸内の老廃物や、心の動揺によって起こる内部緊張によって発生することがあります。風が強すぎると通常の呼吸リズム（一人一人それぞれ違う）も乱れやすくなります。

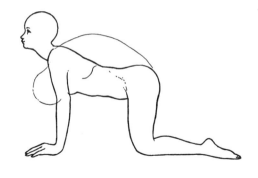

さらなる方法として「胃の収縮」を行うこともできます。これを行うためには「猫のポーズ」をとりましょう。息を吸って頭を少し上げてください。息を吐いて腹壁を勢いよく引っ込めながら頭を下げましょう。呼吸を止め、その間腹壁を数回引っ込めたり緩めたりします。次にもう一度深く息を吸い、再度頭を上げましょう。このエクササイズを何度も繰り返してください。

さらに、次のビジュアライゼーションが緊張と動揺を和らげるのに役立ちます。

ビジュアライゼーション

嵐の中に立っていることを想像してください。息を吐きながら、体内の緊張と老廃物をすべて風の中に吐き出しましょう。やがて嵐はおさまっていき、息を吐く速さがゆっくりと穏やかになることで、あなたも穏やかになっていきます。息を吸ってから吐くまでの間の呼吸をしない時間を長くしましょう。肺の中に流れ込む空気はきめが細かく、ゆっくりと穏やかに体からまた出ていきます。リラックスした心地よい状態に身を委ねましょう。そこから新たな力が生まれます。

アファメーション

私はどんなときもどこにいても穏やかで憂いがありません。

---

12 シューンヤ・ムドラ

（天のムドラ）

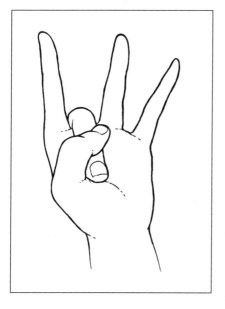

　中指を母指球に触れるように曲げてください。親指で中指を軽く押しましょう。他の指は伸ばします。これを両手でそれぞれ行いましょう。

　必要に応じて行うか、治療の一環として毎日3回15分間行います。

　これは耳と聴覚障害に対する特別なエクササイズです。ケシャブ・デブ氏によると、シューンヤ・ムドラは長時間使用すると耳の痛み（と耳のほぼすべての病気）を早く治すことができます。

　聴覚障害は聴こえない人だけでなく聞きたくない人にも関係があります。これは神の恵みであるとも、災難であるとも言えます。難聴は不愉快な物ごとや聞こえてくる嫌な音や情報から私たちを守ってくれます。しかし難聴になれば、美しい音も聞こえにくくなります。聞きたくないということは、時としてある種の頑固さが原因であり、その場合は最悪の事態につながる恐れがあります。したがって、難聴の理由を本気で調べようと思うならば、私たちはより豊かな人生に向かってさらに一歩進むことができるかもしれません。

　中指は空（および空）に関係があります。これはより高い次元への入り口、つまり天への入り口です。古代神話では、天国へ行きたければ、まず完全に清廉潔白でなければならない、と言われています。これが「心の中をのぞき込んで」、過

去の悪行の償いをするべきだと言われる理由です。他人を許すことは、ときには
とても難しいことだとわかりますが、その許しが新しい入り口、つまり光の中への、
そして私たちの前に広がる明るい人生への入り口を本当に開けることも私は知っ
ています。それはまるで、私たちが古い重荷を投げ出して、自分たちの道を幸せ
に歩き続けるかのようにも受け取れます。

漢方薬：ゼラニウムの葉を痛みのある耳に乗せると痛みを和らげることができ
ます。

ビジュアライゼーション

穏やかで流れるような心地よい音楽を意識して聴きましょう。まず自分
の考えと内なるイメージを思い出し、それから不愉快なものはすぐに手
放し、楽しい考えだけを持ち続け、その気分を保ちましょう。

アファメーション

私は天国のように美しい音の中に宇宙のすばらしさを見出します。

13 プリティヴィ・ムドラ

（地のムドラ）

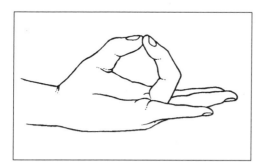

親指と薬指の指先を合わせて、軽く圧をかけましょう。他の指は伸ばします。これを両手でそれぞれ行います。

必要に応じて行うか、1日3回15分間行います。

プリティヴィ・ムドラはルートチャクラのエネルギー不足を解消できます。あなたが精神的または肉体的に強く、生き生きしていると感じるかどうかは、このエネルギーに大きく左右されます。この指のポーズはさらに嗅覚を高め、爪、皮膚、髪、骨に効きます。歩行中の足取りに不安を感じたらプリティヴィ・ムドラによって平衡感覚と自信を回復することができます。このムドラはさらに私たちの基本的な力が宿るルートチャクラを活性化させます。このチャクラはバラの接ぎ木の節に例えることができます。そこに植物の外観と本質の可能性が見られるからです。根はこの点から地中に伸びて植物に安定感を与えて栄養を吸収します。茎と葉はこの点から上へ成長して光とつながり、花を咲かせて実を結びます。このイメージは人間にも同じように当てはまります。私たちも世界のそれぞれの場所で、成長して役に立つために安定と栄養が必要です。人生の目的は神とつながることであり、そのことは私たちが受粉される花のように光の方向を向いて開かなければならないということを意味します。私たちにとって、これは神の愛を経験するということを意味します。ですから、このムドラは私たちに有意義な人生のために必要なあらゆるものをもたらしてくれます。

　私は不安を感じるときや心の安定や自信が必要になるとこのムドラを使います。
さらに、このムドラは体温、肝臓、胃を刺激します。

ビジュアライゼーション

立つか椅子に座ってください。左右の足を平行にして足の裏を地面に
しっかりとつけます。息を吸いながら、足の裏から大地のエネルギーを
吸収していることを想像しましょう。両脚、背中、喉を通ってそれを頭の
中に、そしてはるかな宇宙へ導きましょう。数秒間息を止めます。息を
吐きながら、エネルギーが金の雨のように、新たな力として大地に降り
注いで戻っていくのを想像します。得るものと与えるものの間にはバラ
ンスがあります。さあ、骨盤底に受け皿があって、エネルギーの雨が骨
盤内に流れ込むと想像してください。これを何度も繰り返しましょう。

アファメーション

大地のパワーは私に確実な安定、持久力、発言力、
落ち着き、自信を与えてくれます。
宇宙のパワーは情熱、満足、喜びを与えてくれます。

14 ヴァールナ・ムドラ

（ヴァールナは水の神です）

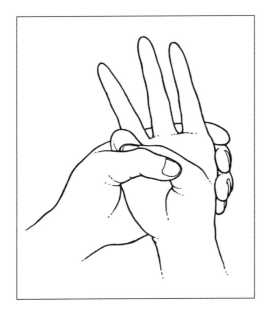

　右手の小指を指先が母指球につくように曲げます。その上に親指を置きます。その小指と親指を左の親指で軽く押しましょう。同時に、左手で右手を下から軽く握ります。

　必要に応じて行うか、1日3回45分間行いましょう。

　ケシャブ・デブ氏によると、多量の粘液や分泌物が胃や肺に集まるときは必ずヴァールナ・ムドラを行うべきです。前頭洞、肺、そして胃から大腸までの消化管全体が落ち着きます。大半のアレルギー反応は、特定の刺激性物質によって誘発される粘液過剰と言えます。私たちが風邪をひくときの行動パターンはたいてい決まっています。このことがわかっているので、私はその状況を和らげるように行動することができます（仕事量や負担を減らします）。粘液過剰は、それが体のどこで起きるとしても、過度の緊張、多忙、苛立ち、不安によって誘発される神経の過敏さや、心の緊張や動揺に必ず関係しています。

　ヴァールナ・ムドラを行うのに加え、新しい人生計画を立てることがつねに重要です。その中に他の人を組み込むとたいていうまくいきます。おそらく自分の仕事や負担を見直して、その一部をパートナーや子供や親などに代わってもらうべ

きなのです。

　粘液過剰に苦しむ人々は責任感を意識しすぎる場合が多く、すべてが自分にか
かっている、とか自分一人で全部しなければならない、と考えてしまうのです。

漢方薬：粘液過剰に対する自然療法は、サラダとしても食べられるセイヨウワサ
ビです。

ビジュアライゼーション

あらゆる負担を洗い流すぬるま湯が流れる内なるイメージは、とても解
放的です。自分に負担をかけるものをすべて「水に流す」ことで、あなた
はすばらしい気分を味わうことができます。自分が小さな滝の下に立っ
ていると想像してください。内側も外側も、あなたにこびりついているも
のをすべて水で洗い流しましょう。茶色の水があなたから流れ去るのを
見て、新たな清潔さ、内なる自由と明るさを楽しんでください。ここでし
ばらくの間自分の仕事について考えてみましょう。どこから何かを変えら
れますか？　どこで自分の仕事量を減らすことができますか？　どこで
助けを求められますか？

アファメーション

私にはつねに「可能性」があります。
何かを取り除き、解決策を探し、物ごとを変えます。

---

15 水のムドラ
(ジャラ・ムドラ)

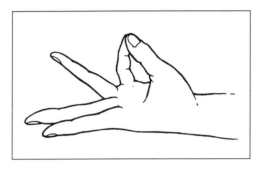

親指と小指の指先を合わせて、他の指はリラックスして伸ばしましょう。これを両手でそれぞれ行います。

必要に応じて行うか、治療の一環として1日3回15分間練習しましょう。

私たちの体重の半分以上は液体です。水のムドラは液体バランスの均衡の回復や維持に役立ちます。ドライマウス、ドライアイや炎症を起こしている目、腎臓や膀胱の不調に対して使用できます。また味覚も改善します。

人が毎日どれほどの水分を摂るべきかについては、医者たちの間でも意見はさまざまです。ほとんど摂らないのはさすがに良くないですが、（たとえただの水でも）飲みすぎると良くありません。私は毎日約1～1.5Lの水分を摂ると調子がいいです。これまでしばらくの間、私は儀式として水を飲んできましたが、これは私にはとてもいい結果を与えてくれました。私の儀式は次の通りです。

第1（神聖な水）：古代の習慣によると、特定の目的に使われる水は不思議な力を備えているか神聖なものでした。近年の研究では、水には思考と言葉のエネルギーを実際に吸収して貯える力があることがわかっています。

第2（充電の水）：水は強いエネルギーでも弱いエネルギーでも蓄えることができます。それは水が流れるときに生じる動きに左右されます。自然の河川では、水は岩によって左右に誘導され（パイプ内のようにまっすぐ進むことはなく）、エネルギーレベルは相当高くなります。ですから私はいつも、グラス内の水をしばらく

の間8の字にかき混ぜるのです。

　第3（神へ通じる水）そしておそらく最も重要なのですが、私は神と意識的にむすびつき、その元素を敬意と感謝の心で体内に吸収します。水を飲む前に、胸の前で両手でグラスを持ち、アファメーションを唱えてから、少しの間沈黙を保ちます。水道水を飲む場合は、水質について地元に問い合わせるようにしてください。

漢方薬：ベアベリー（クマコケモモ Arctostaphylos uva-ursi L.）は膀胱の炎症を治し、アキノキリンソウ（アキノキリンソウ属 Solidago Virgaurea）は腎盂炎に有効です。

ビジュアライゼーション

澄んだ小さな渓流が陽気に水しぶきを上げて流れる様子を思い浮かべてください。足や手を水につけて心地よさを味わいましょう。手のひらをくぼませて水をすくい、その貴重な冷たい液体を飲んでリフレッシュしましょう。これを3回繰り返してください。

アファメーション

水中に宿る大いなる魂は私の心、体、魂を清め、
リフレッシュさせ、元気づけます。

16 アパーナ・ヴァーユ・ムドラ

（ライフセーバーとも呼ばれる、心臓発作の応急処置）

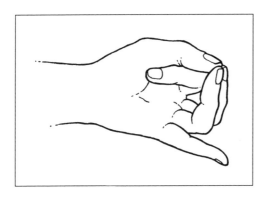

人差し指を曲げてその指先で母指球に触れます。同時に中指と薬指の指先で親指の指先に触れます。小指は伸ばしましょう。これを両手で行います。

効果を感じるまで必要に応じて行うか、治療の一環として1日3回15分間行いましょう。

この指のポーズは、ケシャブ・デブ氏によると、心臓発作の最初の兆候があるときに応急処置として用いることができます。多くの心臓合併症を抑制する効果があります。緊急時には舌の下にニトログリセリン（最も頻繁に使用される即効薬）を置くよりも即効性があることさえあります。

心臓発作は、慢性の心臓病と同じく、単に不意に襲ってくるものではありません。それどころか、発作はその人のライフスタイルを見直して変えていかなければならないことを示しています。このムドラは、心臓の不調全般の治療と強化にも使用することができます。

心臓病患者の多くは義務感でがんじがらめになっているため、外側からは「無意味だ」と思えることにはまったく気づきません。

　彼らにはリラックスする時間がないのです。また静寂に向き合うことが苦手で、何かがつねに起きていなければならず、仕事でもプライベートでもだれか、または何かを必要以上に助けようとしてしまうので、自分の欲求を叶える余裕がありません。けれども、私たちの魂に栄養を与えることができるのは、まさにこうした静かな瞬間なのです。バラのつぼみのイメージを抱く少しの時間を、自分自身に許してあげましょう。たとえ自由に使える時間がほとんどないとしても、そうしながら、心が軽くなる音楽を聴くことぐらいはできるでしょう。

漢方薬：小麦の胚芽に含まれるビタミンE、マグネシウム、レモンバーム (Melissa officinalis L.) も心臓の弛緩を促します。

ビジュアライゼーション

心臓の中に赤いバラのつぼみをひとつ思い描きましょう。息を吐くたびに花びらが開き、やがて花全体が完全に開きます。次に花びらはバラの花飾りを形作り、呼吸をするたびに少しずつ大きくなって、やがて普通のバラよりもずっと大きくなってあなたの胸に乗ります。あなたにはその重ささえも感じられます。呼吸しながら胸がリズミカルに上下すると、花も動きます。きっとバラの香りも想像できるでしょう。

アファメーション

私には美しいものを見て沈黙を楽しむ時間と余暇があります。

17 バック・ムドラ

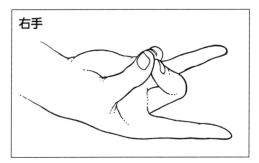

右手

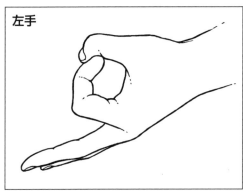

左手

右手：親指、中指、小指を合わせ、人差し指と薬指は伸ばします。

左手：人差し指の爪の上に親指の関節を乗せます。

1日4回4分間、または急性の病気に対して、効果が出るまで行いましょう。

このムドラは腰が弱い人が腰に負担をかける作業（例えば、庭仕事や掃除）をして腰を痛めたり、悪い姿勢で長時間座っていたりするときなどに効果的です。腰痛にはさまざまな原因があります。多くの人々は便秘をしていたり疲れのサインがあったりしますが、これらが必ずしも痛みを伴うわけではありません。問題のある器官の神経が脊柱を走っている場合も痛みの原因になることがあります。継続する精神的緊張、不安、食べ過ぎ、睡眠不足や運動不足などもその他の痛みの原因です。

このムドラは腰を楽にする姿勢で行うとさらに効果的です（p.93の図を参照）。そして、首が伸びるようにあごを少し引いておきましょう。このわずかな緊張が腰の一部に有効です。

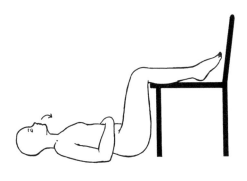

この姿勢でちょうど20分間過ごすと、椎間板にふたたび最適な状態で栄養が行き渡り、代謝が働いてまた最高潮に達します。このエクササイズは職場の昼休みにもできるでしょう。そうすれば一日中痛みを感じずに過ごすことができます。このエクササイズをしながら考える内容もとても重要です。なぜならこのポーズには、イメージとアファメーションが特に有効だからです。

漢方薬：腰痛に悩んでいるときに、セント・ジョーンズワートオイル、オリーブオイル、アーモンドオイルでマッサージすると温かいリラックス効果があります。

ビジュアライゼーション

心の中で、あなたは大好きな、気持ちのいい場所にいます。一人きりで、またはあなたに力を与えてくれて幸せにしてくれる人たちと一緒にいます。あるいは、あなたは夢中で何かをしているか、大好きなスポーツをしています。または単純に自分の呼吸に集中し、関係のないことを考えてしまわないように注意を払うこともできます。

アファメーション

私の背骨は強く、背中は広く、
私は内側も外側も守られて支えられています。

18 クベラ・ムドラ

（富の神、クベラに捧げる）

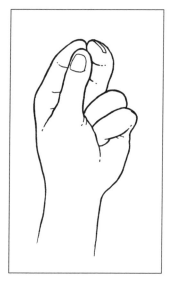

親指、人差し指、中指の指先を合わせます。他の2本の指を曲げて手の中央に置きましょう。これを両手でそれぞれ行います。

クベラ・ムドラはさまざまな問題に使用することができます。大切なのはどのくらい長く行うかではなく、熱心に行うことです。多くの人々はすでにこのムドラをアルファトレーニング[12]に含まれる「3本の指のテクニック」として知っていて、何か特定のもの、たとえば無料の駐車場、ある種のドレス、適切な本、必要な情報などを探しているときに使用しています。また、将来の計画に備えて、力をもっと身につけたいときにこのムドラを使う人もいます。このムドラは人々が到達したい目的、叶えたい願いに必ず影響を与えます。3本の閉じた指によって、そのことがらや考えに力を加えるのです。火星（力強さ）、木星（輝き、あふれる喜び）、土星（本質的なものへの執着と新しい入り口を通過すること）の指が力を合わせると、必ず何かが起こります。毎日の生活でこのムドラを特別に取り入れるのはとても楽しいことです。このムドラによって、心の安らぎ、自信、落ち着きも得られます。

---

[12] ギュンター&マーガレット・フリーベによって開発された精神トレーニング。1973年に、この夫妻は米国でマインドコントロール、マインド開発、アルファジェニックスの方法を研究した。過去20年間、これらのメソッドを改良した結果、現在では独立した非常に効率的な精神トレーニングプログラムを所有している。

やり方は簡単です。心の中で、自分の願いや目的をはっきりと言葉で説明するのです。これが自分にとっていいかどうか、自分を取り巻く世界を豊かにするかどうかを自分の心にたずねてみましょう。さあ、3本の指を合わせて、願いを前向きに、大きな声で3回唱えてください。これと同時に合わせた指に圧を加えます。次の瞑想とアファメーションを数日間または数週間毎日1～2回行ってください。私の経験では、このムドラは驚くほど効果があります。

クベラ・ムドラは、花の香りをかぐときのように、上向きに息を吸い込むと、前頭洞を開いてうっ血を取り除く（清める）効果があります。

ビジュアライゼーション

目的、将来、特別な願いをフルカラーで思い描いてください。同時に、まるでそれがすでに現実になったような気持ちになってください。思考は生殖力、つまり父親であり、感情は形成力、つまり母親です。大きな植物ほど花を満開に咲かせるのに時間がかかりますが、それと同じことが目的と願いにも当てはまります。またそのプロセスには自分の努力が必要であることも明らかです。

アファメーション

私はベストを尽くして、休息が自分に与えられるようにします。

19 クンダリーニ・ムドラ

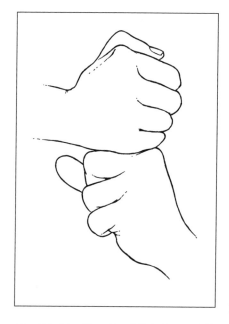

両手で軽く拳を作ります。ここで左の人差し指を伸ばし、右の拳に下から差し込みます。右の親指の腹は左の人差し指の先端に乗せます。このムドラを腹部の前のできるだけ低い位置で行います。

必要に応じて、または望んだ効果が得られるまで行いましょう。または1日3回15分間行います。

クンダリーニ・ムドラの目的は、その形が示しています。これは性的な力の覚醒や活性化に関係があります。対極にいる男性と女性の結びつきと言ってもよいでしょう。とりわけこのムドラは、個人の魂と宇宙の魂の統合を象徴しています。右手の4本の取り囲む指は外側の目に見える世界を象徴し、左の人差し指は私たちの心と魂であり、親指は神を表します。

性はスピリチュアルの営みの一環として、タントラ・ヨガでは重要な役割を果たします。私たちの性器が気持ちに大きく影響することを理解するのは大切で、だからこそこれらの臓器が健康であることが重要なのです。私たちはさらに人生の過程で、性欲が変化することも理解しなくてはなりません。もしも人が性欲を感じず、それでも元気で健康的に過ごしているならば、それでいいのですが、そうでないのならば、パートナーと共に、または一人で性欲を満たすべきです。その行為によって放出される分泌物には洗浄機能があるため、これはとても重要なことで

す。膣内にいる細菌や真菌などはこのとき溶けて洗い流されます。

　多くの人々が病気になるのは自分たちの体の自然な欲求に従わないから、または体に無理に欲求を感じさせようとすることでストレスを感じるからです。

漢方薬：ハゴロモグサ（Alchemilla vulgaris）は女性の病気に対する予防手段として役立ち、エゾツルキンバイ（Potentilla anserina L.）はけいれん性の月経不順に有効です。

ビジュアライゼーション

性は私たちに喜びをもたらして魂を目覚めさせ、花が咲く光景（受粉は性行為としても見られます）は、新しいバイタリティと情熱をもたらしてくれます。花咲く牧草地を通り抜けて、湧き水の流れや、いい香りの垣根を過ぎて、山の放牧地を抜けるハイキングは、体のすべての感覚に喜びを与えます。このような光景を心に描いて楽しんでください。きっと外側の世界でも同じように散歩を楽しむ時間を作ろうと思えるようになるでしょう。

アファメーション

私は美しいものが大好きで、美しいものは私が大好きです。

---

20 カーリー・ムドラ

（あふれ出して解放するポーズ）

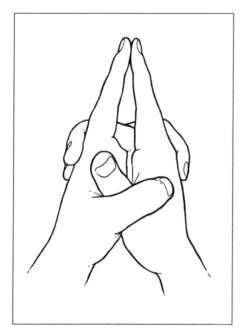

　人差し指を互いにぴったりと合わせます。中指と薬指と小指は、組んで指の腹を手の甲に乗せます。親指は交差させ、それぞれを反対の指のくぼみに当てます。両方の手のひらの間に少し空間ができるようにしてください。座って行うときは、人差し指を地面に向けます。横になって行うときは足の方向に向けます。両手を完全にリラックスさせましょう。

　このムドラを7～15回呼吸する間に行い、息を吐くことに意識を集中させましょう。これを行いながら3回深くため息をつきます。次に両方の手のひらを太ももの上で上に向けて広げます。

　カーリー・ムドラは大腸、皮膚（発汗）、肺（呼気の改善）を通る排出を刺激すると同時に、消費したエネルギーを除去します。しかし長くやりすぎてはいけません。続けていると、やがて新鮮なエネルギーまで排出してしまうからです。このムドラはさらに、あらゆる種類の緊張の解放を促します。

　大勢の人に囲まれていると、自分のエネルギーレベルが低すぎればなおさら、人のネガティブなエネルギーをたくさん吸収してしまいます。このムドラは使用済

みの、またはネガティブなエネルギーの排出を促すことによって、新鮮でポジティブなエネルギーを吸収できるようにします。

漢方薬：特にインフルエンザが流行する危険があるときは、時々発汗を促す治療を行うと、体が浄化されます。温浴後、ベッドに入って、シナノキの花の浸出液かニワトコのお茶をコップに2～3杯飲みましょう。

ビジュアライゼーション

次の絵を思い描いてください。あなたは川の流れの中の隆起した岩の上に座っているか、その横にいて、このムドラを行っています。息を吐くときに、大量の汗が体中の毛穴から流れ出します。まるであなたから小川が流れ出て、大きな川に流れ込んでいくようです。最後に、川の冷たい水の中で体を洗いましょう。次に両手を太ももの上に置きます。温かい太陽の方を向いて体を乾かしましょう。息を吸いながらもう一度自分自身を開放し、あなたを新しく満たす新鮮なエネルギーを求めましょう。

アファメーション

心、体、魂の中で使われたエネルギーが私から流れ出します。
私は自分をリフレッシュしてくれるすべてのことを感謝して
受け入れます。

21 ルドラ・ムドラ

（太陽神経叢チャクラの支配者）

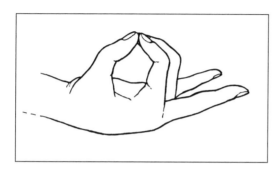

　親指、人差し指、薬指の指先を合わせます。他の2本の指はリラックスした状態で伸ばしましょう。これを両手でそれぞれ行います。

　必要に応じて、または1日3〜6回5分間行いましょう。

　自分が車輪の中心に座っていると想像してください。車輪は何度でも回転できますが、あなたには何の影響も与えません。けれども、あなたが中心を離れてスポークや縁の上に座ると、安定を保つために全力を使わなければなりません。これは人生のあらゆる状況に当てはまります。私たちは中心にいなければ、つまり自分自身を「脇に」追いやると、あらゆる種類の緊張状態を作り出します。胃にストレスを感じる人もいれば、首、背中、骨盤、胸にストレスを覚える人もいます。

　五大元素理論によると、センタリング力は地の元素と関連して（付録C参照）、胃、脾臓、膵臓のエネルギーを支配します。ルドラ・ムドラは地の元素とその臓器を強化します。地のエネルギーが弱くなり、頭部へのエネルギー供給が減少すると、結果的にその人は倦怠感を覚え、だるさを感じたり、体重が減ったり、さらにはめまいがすることさえあります。そのような虚弱状態を、このムドラで緩和したり完全に除去したりすることができます。

　ルドラ・ムドラは心臓病、めまい、内臓下垂、全身に疲労感のある人にも適しています。

漢方薬：アンゼリカ（シノニム Angelica archangelica (polymorpha)）は自律神経系を強化し、ヨモギ（ニガヨモギ Artemisia absinthium L）はハーブガーデンで採れる胃薬です。

　次のイメージはあなたの心を一点に集中させることで中心にすえて、それによりセンタリング力を高めて心、体、魂を強化します。

ビジュアライゼーション

心の中で目の前にある白いキャンバスを見てください。その上にチャコールペンシルで荷馬車の車輪、つまり外縁、内縁、そして内縁を外縁とつなぐスポークを描きましょう。ハブは正方形です。その中心にある黄色い点を見てください。息を吸うと、黄色い点が近づいてきて次第に大きく輝きだします。息を吐くと、また小さくなってハブに戻ります。いつもその中心に完全に意識を集中させておきましょう。

アファメーション

私はつねに自分の中心にいて、中心から力と喜びを引き出します。

---

22 ガルダ・ムドラ

（ガルダ、神秘的な鳥）

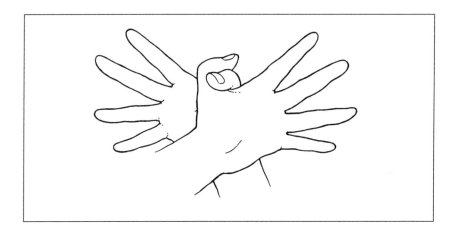

　左右の親指を絡ませて、右手を左手の上に乗せて、下腹部の上に置きます。約10回呼吸する間このポーズを続けてから、両手をへそまで滑らせ、そのままさらに10回呼吸します。次に両手をみぞおちに置いてまた約10回呼吸します。最後に、左手を胸骨の上に乗せて、両手を肩の方向に向けて、指を広げます。

　必要に応じて、または1日3回4分間行いましょう。

　鳥の王であり、風の王でもあるガルダは蛇の敵です。これはヴィシュヌが乗る力強い巨大な鳥です。鳥は一般に鋭い目、際立った方向感覚、そして強烈な生存本能を持っています。大きな鳥たちは巨大な翼を持ち、非常に強力なので、風の力で飛ぶことができます。

　ガルダ・ムドラは非常に強力なので上手に使用しなければなりません。このムドラは血液の循環を活性化し、臓器を元気づけ、体の両側にエネルギーをバランスよく配分します。このムドラは骨盤部で行っても、胸部で行っても、活性化して刺

激する力があります。甲状腺の疾患や喉と声帯、月経不順、胃の不調、呼吸障害に関する痛みをリラックスさせて和らげます。さらに疲労や、気分の浮き沈みを緩和するのに役立ちます。高血圧の人々は気をつけて行ってください。

漢方薬：血液の循環に効く優れた治療薬はアルニカ（アルニカ・モンタナ Arnica montana）です。開いた傷口には決してアルニカを塗らないでください。打撲傷には驚くほどよく効きます。

ビジュアライゼーション

自分が大きな猛禽として生きているのをイメージしてください。あなたは空を優雅に軽々と飛び、遠くから風景（自分の人生）を眺めています。山々（自分の挑戦）がどのようなものか（高すぎないか低すぎないか）を見て、さらにそれらを克服する最良の方法を見ています。あなたには猛禽の鋭い目があり、何が重要であり何が重要でないかを見分けることができます。あなたは必要なものを必要なだけ（それ以上でもそれ以下でもなく）得る努力をして、そのため周囲の世界に満足しながら調和して暮らしています。

アファメーション

私の心は自由です。
私は自分が得るべきものを得て、
自分の世界と調和して暮らしています。

---

23 サッチ・ムドラ

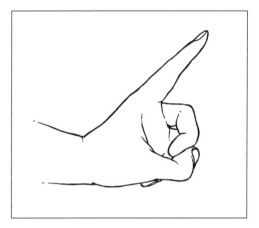

まず両手で拳を作って胸の前で保ちます（基本のポーズ）。息を吸いながら右腕を右に伸ばして人差し指を上に向けて立てます。それから左腕を左に伸ばします。6回呼吸する間にこの緊張を保ち、次に基本のポーズに戻ります。各側で6回繰り返しましょう。

頑固な慢性の便秘には1日4回行いましょう。軽い便秘には朝と昼に6〜12回繰り返してください。旅行中や急性の場合には、毎朝起き上がる前にベッドに気持ちよく横たわった状態で5〜10分間行いましょう。次にムドラ番号24（p.106）を数分行ってください。サッチ・ムドラはたいてい初回から効果があります。朝7時に行えば、たいてい9時前に「すっきり」できます。

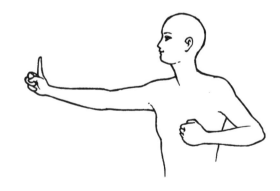

ヨガマスターたちは毎日の排せつと腸洗浄につねに関心を持ってきました。

体調不良、悪意、苛立ち、暴力的な気質、執着しやすさなどの不愉快な感情は、多くの場合、充満してストレスのある腸が原因です。

漢方薬：セイヨウイソノキ（Rhamnus frangula）は便秘に効果があります。

ビジュアライゼーション

心の中で、自分が寛大で、利益を賢明に、無条件かつ適切なだけ惜しみなく人に分け与えることが好きな人間だと想像してください。自分自身や周囲の人々を許せる人間だと想像してください。古びた偏見や不要な思いを捨てて思い切って新しい経験をすることができ、新鮮な活力を持つ新しい人間として毎日をスタートさせるのだと想像しましょう。この内なる思いは次第に外の世界で現実になります。

アファメーション

私は心、体、魂の中で使い古したものをすべて投げ捨てて手放します。

---

24 ムスティ・ムドラ

（拳）

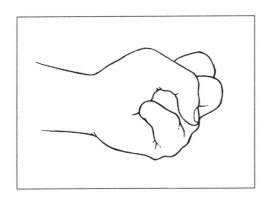

指を曲げて親指を薬指の上に乗せます。これを両手でそれぞれ行いましょう。

必要に応じて、または1日3回15分間行います。

ムスティ・ムドラは肝臓と胃のエネルギーを活性化し、消化を促し、便秘を治す効果があります。

　私たちが拳を見せると、人はこのポーズの意味を理解して、恐怖、逃走、反撃で反応します。けれどこれでは何の問題も解決しません。これが、攻撃が非常に恥ずべき行為とされるようになった理由であり、多くの人は、ほとんど気づかないうちにそれを抑えこんでいます。荒っぽい攻撃をすぐに行うことは確かにいいことではないですが、抑圧するのもよくありません。私たちは原因がわかれば、攻撃的な気持ちを大幅に減らすことができます。怒りには正当な怒りと盲目的な怒りがありますが、それらには天と地ほどの違いがあります。肝臓が弱い、消化や便秘の問題、緊張、心臓の不調などの多くの体の不調の原因は抑圧された、または抑制されない怒りに関連しています。たいていの攻撃は「ノー」と言えない、境界を設定できない、自分自身を追いつめることなどに基づいています。もっとも基本的な悪は「不安」です。

　攻撃的な気持ちになると、それを早いうちに発散すべきです。力強く拳を作る、それで枕を叩く、ジョギングをする、足を踏みならす、ダンスする、家を掃除しても

いいでしょう。

　次に攻撃の原因を探して、その引き金をどうすれば排除できるか戦略を練るのです。多くの問題はそれらを議論することで解決することができます。

漢方薬：科学的に証明されているストレスに効くハーブはエゾウコギ（Eleutherococcus senticosus Maximowicz）です。

ビジュアライゼーション

自分があまりにも恐怖におびえている、またはあまりにも攻撃的にふるまう場面を想像してください。次にそれらをどうしたいのかに合わせてその場面を変えましょう。例えば、あなたはどのように「ノー」と言うか、または上司、パートナー、両親に向かってどう行動するかを練習することができます。けれどただ「ノー」と言うだけではすべて達成したことにはなりません。心の中で解決に向けた、賢明な提案を実行するのです。週末を計画しても、仕事を再構築しても、あなたは明確に想像する力を鍛えることができるので、空想力も目覚めさせることができます。すぐにあなたの人生はより色鮮やかで豊かなものになるでしょう。

アファメーション

私はあらゆる状況で静かに落ち着いています。

25 マータンギ・ムドラ

（マータンギ―心の調和と王家統治者の神）

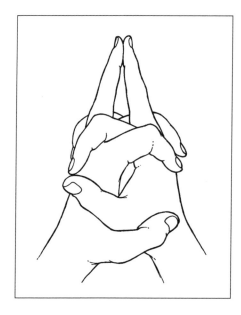

太陽神経叢（胃の部分）の前で両手を組み、両方の中指を伸ばして互いを合わせます。太陽神経叢または胃の部分での呼吸に注意を向けましょう。

必要に応じて、または1日3回4分間行いましょう。

このムドラは太陽神経叢内の呼吸衝動を強化し、この部分のエネルギーのバランスを整えます。そして新しい始まりを表す木の元素と、人生に深さを与える地の元素を刺激します。心臓、胃、肝臓、十二指腸、胆のう、脾臓、膵臓、腎臓はマータンギ・ムドラの恩恵を受けます。激しく波打つ心臓は著しく穏やかになり、消化を妨げる内側の緊張（さまざまなけいれんや膨満感など）が解消されます。キム・ダ・シルヴァ氏によると、このムドラはあごの鈍い痛みや緊張も和らげます。

漢方薬: ラベンダー（Lavandula angustifolia）とバーベナ（クマツヅラ Verbena officinalis）は安らぎと調和のハーブです。

緑と黄色は太陽神経叢の色です。黄色は私たちの気持ちを明るくして心を刺激します。緑は調和の色です。私たちのだれもが、それぞれに安心を得るために

行くことができる内なる場所 (隠れ家) を必要としています。

　この場所は、自分自身の内側に作ることができます。物理的な移動手段を使わずにそこへ行けるならば、環境を汚染することなく本当の意味で時間を節約することができます。

ビジュアライゼーション

あなたが黄色の砂漠に美しい緑のオアシス、つまり調和と喜びの場所を作っているところを想像してください。これはあなたの個人的な隠れ家で、あなたは自分の好みと必要に応じて完璧に作り上げます。ここで自分自身を再発見しましょう。あなたは穏やかで静かになり、あなたの魂は平和を手に入れます。

アファメーション

休息、静寂、平和が私を完全に満たします。

26 マハーシールシャ・ムドラ

（大きな頭のムドラ）

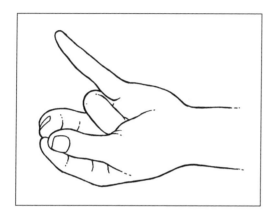

親指、人差し指、中指の指先を合わせます。薬指を親指のつけ根の折れた部分に入れて小指は伸ばします。これを両手でそれぞれ行いましょう。

必要に応じて、または1日3回6分間行いましょう。

頭痛には多くのさまざまな原因があり、1つのムドラですっきりと解消できるということはほとんどありません。多くは天気が影響したり、目、首、背中や骨盤の緊張のせいだったり、鼻や消化に問題があるのです。すべては頭に大量のエネルギーが集中しすぎたために生じ、これが頭痛の原因となる緊張を誘発するのです。この緊張を解き放つためには、意識を体の他の部分（腹部、足、手）に向けることが重要です。マハーシールシャ・ムドラはエネルギーのバランスを取り、緊張を緩和する効果があり、前頭洞の粘液過剰を取り除きます。

横になる時間があれば、頭痛に対処するための次の方法を試してみてください。少量の酢を加えた水に洗面タオルを浸して、横になり、そのタオルを足の上に置きます。足の裏、足の甲、爪先を全部包むようにしてください。人差し指と中指を首の首筋の中央に押し当てながら首を上下にマッサージし、次に左右の前頭隆起（目の上の骨の縁の3cmほど上の、少し出っ張った部分）をマッサージし、最後に両手の指でマハーシールシャ・ムドラを作ります。

漢方薬：柳の樹皮（Salix alba）、シモツケ（セイヨウナツユキソウ Filipendula ulmaria）または夏白菊（Chrysanthemum parthenium）で作ったお茶を飲むとよいでしょう。片頭痛を予防するために、浣腸する場合もあります。

ビジュアライゼーション

息を吐きながら、エネルギーの波が頭から首、背中、腕、脚へと流れ落ち、手や足を通って離れていくと想像してください。しばらくして、頭がすっきりと澄みわたり、冷静に、軽くなっていることを想像しましょう。最後に広げた指で顔をなでてしばらくの間その感覚を楽しみましょう。

アファメーション

私には自由で、軽く、すっきりとした、冷静な頭があります。

---

27 ハーキニー・ムドラ

（ハーキニー ― 額（第6）チャクラの神）

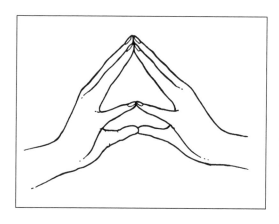

両手の全部の指先を合わせます。

ハーキニー・ムドラはいつでも行うことができます。

何かを思い出したいとき、または運命の赤い糸をもう一度見つけたいとき、指先を合わせて、目線を上へ向けて、息を吸いながら舌先を歯茎につけて、息を吐きながら舌を下ろします。次に深く息を吸いましょう。望んだことはすぐにあなたに起こるはずです。さらにより長い時間、何かに集中しなければならないとき、いいアイデアをひらめきたいとき、読んだ内容を覚えておきたいとき、このムドラは役に立ちます。頭を使う仕事を行うときは足を組まないでください。目を西に向けて座りましょう。このムドラは、緊急時に備えて心の奥にいつもとどめておくべきです。

この指のポーズは科学的にも非常によく研究されていて、研究者たちはこのポーズが右脳と左脳の間の連携を促すと結論づけています。さらに現在では、記憶トレーニングやマネジメントコースに推奨されています。記憶を保存する右脳が使われやすくなると言われているからです。このムドラはさらに呼吸を深めることによりその質を高め、それによって脳の働きも改善します。脳のエネルギーを再充填するためには、マハ・バンダ（p.172参照）を行うか、香りのエッセンス（レモン、ローズマリー、バジル、ヒソップ）を使うとよいでしょう。

　キム・ダ・シルヴァ氏によると、ハーキニー・ムドラは肺のエネルギーを高めます。大腸のエネルギーを活性化するためには、右の人差し指を左の親指に合わせ、右の中指を左の人差し指に合わせ、というように、合わせる指をひとつずつずらしましょう。

漢方薬：プルモナリア（Pulmonaria officinalis L）は肺に効果があります。

　もう少し時間をかけて、視線や思考を１つの物やリラックスする活動に向けることにより集中力を高めて新しい精神力を得ることができます。次のエクササイズもこの目的に効果的です。

ビジュアライゼーション

約1メートル先に、燃えているろうそく、果物一切れ、一個の石などの物があると想像してください。瞬きせずにできるだけ長くそれを見てください。次に目を閉じてその物を想像しようとしてください。その物とは直接関係のない思いが湧いてきたらすぐにそれを手放しましょう。できるだけ長く意識を集中させてください。

アファメーション

集中は私の強みです。

---

28 セー・ムドラ

（3つの秘密のエクササイズ）

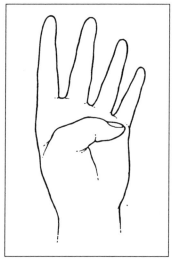

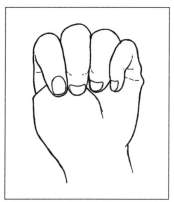

両手を太ももの上に乗せます。左右それぞれの親指の指先を小指の付け根に置きます。ゆっくりと鼻で息を吸いながら、ゆっくりと親指を他の4本の指で包みます。呼吸を止めて頭の中で「OM」の音を7回唱えながら右耳でその音の振動を聞きましょう[13]。次に腹壁を引き入れながらゆっくりと息を吐き、両手を開いて、あらゆる心配ごと、不安、不幸が体から出ていくのを想像しましょう。

このエクササイズを7～49回行いましょう。道士（道教の僧）によると、少なくとも7回は繰り返す必要があります。

漢方薬の権威、キム・タウム氏は「古来からずっと、このムドラは悲しみを追い払い、不安を減らし、逆境や不幸をはねのけ、絶望に打ち勝つと言われています。個人の魅力を増やし、本能と精神力を向上させることで知られています」[14]と記しています。

これは何年も前に私が人生に疲れ果ててとても悲しく暗闇の中で過ごしていたときに、ソ

---

[13] Kim Tawm: Geheime Ubungen taoistischer Monsche (Freiburg, 1982), p. 89.
[14] Kim Tawm: Geheime Ubungen taoistischer, p. 89.

ファに隠れて無意識に行っていた手のポーズ（拳の中に親指）です。

　うつ状態はたいてい水の元素（付録C参照）や腎臓と膀胱が弱いことによって生じます。左記のような特別な呼吸エクササイズを通して、この元素を電池のように復活させたり再充電させたりできます。

　気分が落ち込んでいる人々は、周囲の親切な人たちからたびたび次のようなアドバイスを受けます。新鮮な空気の中で散歩しなさい、体操をしなさい、ヨガのエクササイズをしなさい、などです。けれども、落ち込んでいる人たちはこうしたことをする力が足りない場合が多いのです。でも私たちはどこにいても、たとえ一番深い絶望の淵にいても、つねに呼吸しなければならないため、自分の呼吸を強めて、セー・ムドラを行うことをおすすめします。そして元気よく体を伸ばしましょう。これが不思議と効果があるのです！

漢方薬：気分の落ち込みにさらに驚くほど効果のある薬は普通の水です。たっぷりの水を飲み、たびたびシャワーを浴びましょう。セントジョーンズワート（セイヨウオトギリソウ Hypericum perforatum L.）とルリヂサ（Borago officinalis）はうつ病の治療に使用されるハーブです。

ビジュアライゼーション

心の中で、海の近くに座っている自分の姿を想像してください。あなたの足は波に優しく洗われています。爽やかな海の空気を深く吸って、数秒間呼吸を止めて、次にゆっくりと息を吐きます。ここで小雨を感じて、温かい水があなたの悲しみや心配ごとをすべて洗い流してくれるのを感じましょう。次に顔を太陽に向けて光と温かさが毛穴から流れ込むのを感じましょう。そして気持ちがよくなり、新しい自信と喜びが与えられるのを感じましょう。

アファメーション
私は光、明るさ、素晴らしい喜びで満たされています。

---

29 ヴァジュラ・ムドラ

（激しい落雷のジェスチャー）

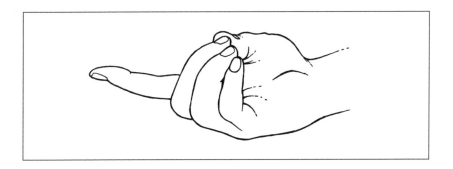

　親指を中指の爪の横に、薬指を中指の爪の反対側に、小指を薬指の爪の横に押し当てます。人差し指は伸ばします。これを両手でそれぞれ行いましょう。

　必要に応じて、または1日3回5分間行いましょう。

　さらに、鼻の付け根、額の中央、後頭部、首筋を中指でマッサージすると痛みが緩和される場合があります。

　血圧が低すぎると、または胃、脾臓、膵臓のエネルギーと関係のある地の元素（付録C参照）が弱いと、さらに心臓が弱い場合も血行が悪くなります。その結果、やる気がなくなり、倦怠感、めまいを感じることがあります。

　ヴァジュラ・ムドラを行うと、血行を刺激することができます。ヨガの後屈と側屈もこうしたそれぞれのエネルギーを活性化させます。元気よく歩くこと、陽気な、またはエキサイティングな音楽（ベートーヴェンのハンマークラヴィーアピアノソナタ、交響曲第1、第2、第5、第7やジョージ・ガーシュウィンのピアノ協奏曲ヘ長調、ジャズやロックンロール、行進曲、テクノ音楽など）を聴くことでもやる気が湧いてきます。さらに、とても温かい、または冷たい水を手首に注ぐことも効果的です。

注意：倦怠感は極度の肉体的または精神情緒的疲労感から生じる場合がありま

す。その場合は、どんな刺激も避けて、休息をとることが不可欠です。この場合はどのような種類の刺激物も使用しないでください！

漢方薬： 自然界の主な刺激物はアルニカ（アルニカ・モンタナ Arnica montana）とローズマリー（Rosmarinus officinalis）です。

ビジュアライゼーション

骨盤の中に燃えて輝く玉があると想像してください。息を吸う度にその火の玉が脊柱をつたって心臓へ、そして喉を通って頭蓋骨まで登ります。その玉は、体と生命力を熱して、心臓を温めて心を明るくします。

アファメーション

私は心から喜んで今日この一日を楽しみます。

---

30 ブラーマラ・ムドラ

（ハチ）

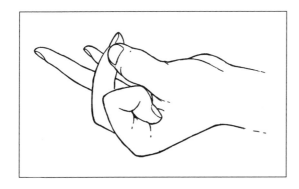

人差し指を親指のつけ根の側面のくぼみに、親指の指先を中指の爪の側面に当てます。薬指と小指を伸ばします。これを両手でそれぞれ行いましょう。

1日4回7分間行いましょう。もっと時間があれば、1日8回まで約20分間行うことができます。このムドラの名前はインド舞踊に由来していてハチを表します。現代ではアレルギー対策にハチの製品が使われていますが、このムドラにも同じ効果があります。

アレルギーの原因は免疫系の衰えや腸内フローラの乱れです。例えば、抗生物質や多くの他の薬剤は腸内フローラにとって有害です。その影響により、さまざまな種類の発疹は言うまでもなく、前頭洞、気管支、腸管内の粘液の滞りが引き起こされます。天気の変化、花粉、動物の毛はたいていただの引き金であって、本当の原因ではありません。私は以前喘息とアレルギーを必ず交互に患っていました。今では食生活と生活スタイルを変えたために、こうした病気の症状が現れることなく生活できています。アレルギーのある人々は肉、トマト、唐辛子、キウイ、イチゴをあまり食べないようにするか、できれば完全にやめたほうがよいのです。牛乳は飲んではいけません。

免疫系を強化するために、ヨガのルーティンプログラム、ジョギングまたはハイキングは有効です。ストレスを減らして十分な休息を取ることも重要です。

　大地の癒す力を利用しながら治療することで、健康的な腸内フローラを回復させることができます。

　浣腸はとても有効で、一般に思われているほど複雑ではありません。バスタブの上に水の容器（またはドラッグストアで手に入る浣腸袋）を吊り下げ、ほのかに温かいセージティーやカモミールティーで満たして、バスタブの中に猫のポーズ（p.81参照）でひざまずいてホースの（潤滑油を塗った）端を肛門にゆっくりと差し込みます。次に容器の中身をすべて大腸の中に流し込みます。そのあとは自然にまかせましょう。3回繰り返して次にしばらく休憩します。浣腸は一日おきに一週間続けるのがベストです。そうすればその後数カ月は効果が持続します。

　アレルギーのある人は極度のきれい好きである場合が多く、伝染病を心配していたりします。自分の不安に意識を向け、何が不安を引き起こすかを心の目で見ることでそれらを解決するように取り組みましょう。

ビジュアライゼーション

あなたは何を恐れていますか？　あなたがアレルギーを起こす物を思い描きましょう。次にそれに触ったときどうすれば健康でいられるかを想像してください。最初はこう考えることに抵抗を感じるかもしれません。それは普通です。抵抗を感じなくなるまでこうした想像を繰り返してください。

アファメーション

愛と穏やかさの中で、私は「〜（名前）」が好きです。

31 ウッターラボディ・ムドラ

（最高の悟りのムドラ）

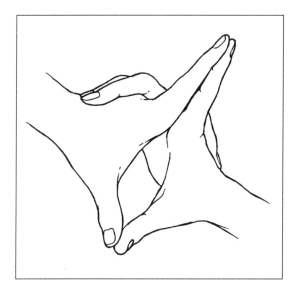

太陽神経叢の前、つまり胃の高さで両手を組みます。左右の人差し指と親指をそれぞれ合わせます。人差し指を天井に向け、親指を床または胃に向けます。横になっている場合は、親指の先を胸骨の下端に当てます。

ウッターラボディ・ムドラはどこでも、いつでも、好きなだけ長く行うことができます。

このムドラは肉体的、精神的倦怠感を覚えるとき、リラックスしたいとき、または心躍る考えや閃きが必要なときに使えます。

ウッターラボディ・ムドラは肺と大腸のエネルギーに関連する金属の元素（付録C参照）を強化します。息を吸う力も強めます。このムドラを行うと心臓と肺の上部のエネルギーが特に開放されるため、リフレッシュ効果もあります。金属の元素は、神経系や電気やエネルギーのインパルスを伝えるあらゆるものと直接関係があります。これらは人間を、周囲の世界や宇宙の力と結びつける内なる、そして外なる経路です。金属の元素には気やプラーナとも呼ばれる普遍的な生命力を外側から内側へ伝えて、内なる力の宝庫を充填する役割もあります。

　私はこのムドラを避雷針のようなものだと思っているので、話をしたり、クラスで教えたり、執筆したりする前によく行います。私は自分の仕事の本質である神の力とつながりたいと思う一方で、話を聞いてくれる人々、生徒たちや読者ともつながりを持ちたいと思っています。ぜひこのムドラのすばらしい効果を試してみてください。

漢方薬：特に暗い冬の数カ月間に手に入るサローソーン（スナジグミHippophae rhamnoides L）は、心、体、魂をリフレッシュします。

ビジュアライゼーション

骨盤から心臓、頭、頭を越えてはるかかなたへ無限に伸びていく線を想像してください。今あなたが欲しい物が解決策、答え、治癒力、明晰などの何であるとしても、それらは宇宙からの光のように、この線を通ってあなたのところまでやってきます。きっとあなたは、周囲の人々のためにも何か願いがあるでしょう。この光をあなたの心臓の中に、そしてそこからそれぞれの人へ伝えましょう。

アファメーション

宇宙の力を備える私のパートナーシップのおかげで
私の人生は新しい光の中に表れます。

32 解毒のムドラ

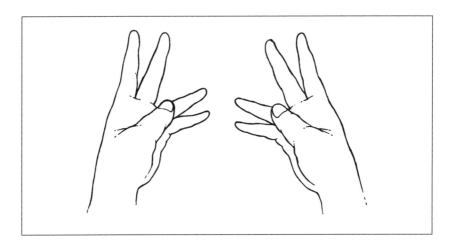

　親指を薬指の第3関節の内側に当ててください。これを両手でそれぞれ行い
ましょう。私たちのだれもが、1年に少なくとも1回は解毒治療を計画するべき
です。解毒を、ゴージャスなエステサロンでするか家でするかは重要ではありま
せん。大切なことは気軽にやること、しっかり休息をとること、そしてエクササイ
ズ（ウォーキング、ヨガ、呼吸エクササイズ）も行って下さい。米またはジャガイモ
による治療は非常に効率的ですが効果は穏やかです。3～5日間、朝はイラクサ
（Urtica dwica L.）で作るハーブティと一緒に消化のいいパンを食べましょう。
昼食と夕食には米かジャガイモと、蒸した葉物野菜の食事を摂ってください。食
事の間にはお茶か水を飲みましょう。浣腸（p.119参照）を一日おきに行い、時々
湿布で解毒作業を促してください。例えば、ジャガイモの湿布はとても簡単に使
え、体から毒素を出してくれます。それを肝臓や患部に当てることによって、全身
の浄化を促すことができます。ジャガイモを皮付きのままゆでてフォークでつぶ
し、綿のタオルで包み、体に当てて、その上を温かいタオルで覆います。約30分

間それぞれの場所にジャガイモの湿布を当てておきましょう。

　解毒期間中は、こまめに横になって休息を取りましょう。そしてそんなときに解毒作業を促すこのムドラを行いましょう。少し考えてみてください。老廃物や毒素と同時に嫌な記憶や昔の恨み、悪い習慣、ネガティブな性格上の特徴、不安などを取り除きたいと思いませんか？　そうすることによって何か新しい物のためのスペースができます。それはいったい何でしょうか？

　次のビジュアライゼーションを１日に数回熱心に行いましょう！

ビジュアライゼーション

あなたが今手放しつつあるものを視覚化しましょう。これは十分な時間をとって行ってください。あなたが望む新しい人物像を思い描きましょう。とても生き生きと詳細にすべての新しいものを想像してください。目的が達成され、願いが実現されたときの自分の気持ち（安心、自尊心、喜びなど）を自分の中に作り出しましょう。

アファメーション

私は自分の願いや目的を神のご加護に委ねます。
そうすればすべてがうまくいくでしょう。

---

33 シャクティ・ムドラ

（生命エネルギーの女神、シャクティに敬意を表して）

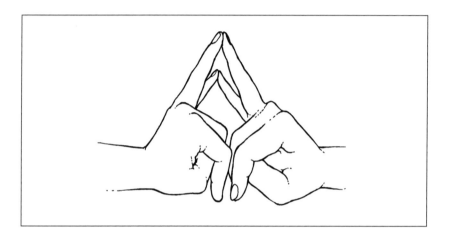

　左右の薬指と小指をそれぞれ合わせます。親指は曲げ、その上に人差し指と中指を軽く曲げてかぶせます。骨盤部分での呼吸に集中してややゆっくりと息を吐きましょう。必要に応じて、または1日3回12分間行います。

　シャクティ・ムドラは胸部の下側の呼吸衝動を強めます。あなたは骨盤部分での呼吸をしだいに強く感じるようになります。心を落ち着かせる効果があり、夜は眠りにつきやすくなるでしょう。頻繁にやりすぎたり、長くやりすぎたりすると、倦怠感を覚える場合もあります。このムドラは骨盤部分を心地よくリラックスさせることができます。その結果、腸内のけいれんや月経不順も解消することができます。

　私は不眠についてたびたびアドバイスを求められます。次の助言の1つは必ず効果があります。

● 眠りにつこうとする前には少し違う形でこのムドラを行いましょう。横向き
で寝る場合は、両手で枕の角をはさむように、つまり、小指と薬指が一方
の側に、他の指が反対の側にくるような形で行います。

● 片手を後ろへ曲げてゆっくりと左右に6回まわし、次にもう片方の手で同じ
ことを行い、次に片足、そして次にもう片方の足で行います。

● 濡らした布で両脚の外側と内側を湿らせて乾かさずに寝ましょう。

漢方薬: カノコソウ（セイヨウカノコソウ Valeriana officinalis L.）とホップ
（Humulus lupulus L）も心を落ち着かせる効果があります。

ビジュアライゼーション

緑色と柔らかい流線形の組み合わせには、必ず心を落ち着かせる効果
があります。緑の絵（風景、葉、シルクのスカーフなど）を思い描きなが
ら、吐く息を次第にゆっくりと深くしていきましょう。

アファメーション

静けさ、ハーモニー、平和が私の全身を満たします。

---

34 マハ・セイクラル・ムドラ

（大骨盤のムドラ）

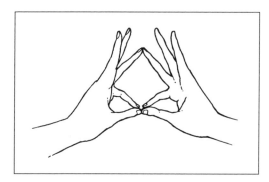

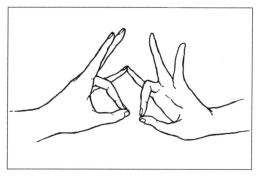

　左右の薬指の指の腹を合わせ、小指をそれぞれ親指に当てます。この手のポーズを10回呼吸する間行います。

　次に左右の小指の指の腹を合わせ、薬指をそれぞれ親指に当てます。このバリエーションも10回呼吸する間に行いましょう。

　必要に応じて、または1日3回7分間行います。

　このムドラは下腹部の不調を軽くする効果があります。特に月経痛に良く効きます。また、リラックスさせてエネルギーバランスを整える効果があるため、腸の不調、腸けいれん、膀胱や前立腺の不調を緩和することができます。

　このムドラを行う間は、さらにマハ・バンダ（p.172参照）を10〜30回行うこともできます。毎日数回繰り返しましょう。このエクササイズはトイレに座っている間に自然に行うこともできます。

　多くの人々が秘かに抱えている苦痛には、膀胱の虚弱、痔、膀胱と肛門の部分

の弛緩や緊張などがあります。

これらの問題はPC筋肉[15]を鍛えることで改善することができます。膀胱や肛門括約筋の虚弱には、ヴィパリタ・カラニ・ムドラ（p.188参照）も有効です。

漢方薬：かぼちゃの種をかんだり、梨（セイヨウナシ Pyrus communis）やベアベリーの葉（クマコケモモ Arctostaphylos uva-ursi）のお茶を飲んだりすることも膀胱にいいでしょう。

排せつの問題は何かを手放すことに対する精神的、感情的な難しさや、何か辛い体験をしなければならないということに対する不安と共に起こることがよくあります。次のイメージによって前向きなパターンを作り出すといいでしょう。

ビジュアライゼーション

世界はいつも長いトンネルの反対側のほうが少し優しいように思えませんか？　私たちは時として、人生のトンネルを通過しなければなりません。何か辛い体験をしなければならないのです。歩いて通過するトンネルのイメージは、私たちに歩き続ける、実行する、そして希望を抱く手助けをしてくれます。すべてのトンネルは最終的には私たちを光へと導いてくれますが、私たちには最後まで通り抜ける勇気と強さが必要です。

アファメーション

私の歩く道がときにどれほど暗くても、それは光へと通じています。

---

[15] 肛門と生殖器の間の会陰内の恥骨筋。広範囲な研究の結果、研究者たちは、この筋肉を緊張させることが脳のエネルギーポンプに有効であるという結論に達した。

35 マカラ・ムドラ

（マカラ―インド神話に登場するワニの名前）

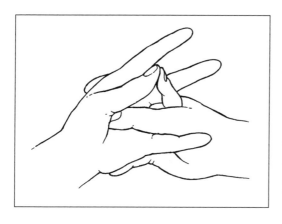

手のひらを上に向けて両手を重ねます。下の手の親指を上の手の小指と薬指の間から上に出して上の手のひらの中央に置きます。上の手の親指と薬指の指先を合わせます。これを1日3回4～10分間行いましょう。

ワニは、休息中に力を溜め込み、必要なときに、すさまじい力を結集し発揮することができます。人間も休息中に力を回復して蓄えておくことができます。このムドラは、力の蓄えに関連する腎臓のエネルギーを活性化します。倦怠感、落ち込み、不満を感じるのも、目の下にくまができるのも、たいていはエネルギー不足の現れです。新鮮な空気の中での散歩や、耳のマッサージに加え、ヨガの呼吸エクササイズもここでは役に立ちます。私は完全なヨガの呼吸がきわめて有効であることを発見しました。これは立っていても、歩きながらでも、座っていても、寝転んでいても取り組むことができます。これを行うためには、腹部と胸部を前に出して、肩を引き上げて深く息を吸いこみます。それから数秒間息を止めて、次にゆっくりと吐き出します。息を吐き切る直前に腹部を引っ込めてさらに残っている息を吐きだします。これを行うときは、息を吸って吐いたあとに数秒間必ず呼吸を止めましょう。また、呼吸はゆっくり一定に良好に保ちましょう。

このムドラは心を落ち着かせて集中させる効果があり、安心感と自信をもたらします。

漢方薬：毎日地面から最大約70Lの水を吸い上げ、葉から蒸発させるカバノキ（オウショウシラカンバ Betula verrucosa）は腎機能障害に役立ちます。アキノキリンソウ（Solidago virgaurea L）は腎盂炎に有効で、カキドオシ（Glechoma hederacea L）は神経性膀胱を和らげます。

青い色は水の元素に好影響を与えます。

ビジュアライゼーション

青い花がたくさん咲いている牧草地を思い描いてください。その後ろには、青い海とその上に広がる青い空が見えます。

アファメーション

宇宙の神聖なエネルギーはいつでもどこでも
完全に利用することができ、私はそれを賢く使います。

---

36 ムクラ・ムドラ

（くちばしのムドラ）

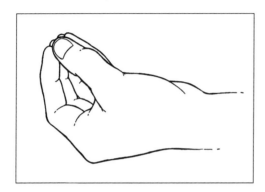

親指をそれ以外の指と合わせ、その揃えた指を、エネルギーを必要とする体の部分に当てます。これを両手でそれぞれ行います。

必要に応じて、または1日5回5分間行いましょう。

エネルギーを与えてリラックスさせるこのムドラを、痛い、または弱いと感じたり緊張を感じたりする臓器や体の部分に当てます。これは癒しが必要な体の部分や臓器に、再生力のあるエネルギーをレーザー光線のように照射するイメージです。アメリカの科学者でありヒーラーであるサミュエル・ウェスト氏は、臓器を電気で再充電させたいときにムクラ・ムドラを使用し、これまでに大きな成果をあげています。あらゆる健康障害や多くの説明のつかない痛みはそれぞれの電場が弱すぎるために生じている、と彼は証明することができました。ウェスト氏によると、指を当てる位置は次の通りです。

肺：指を鎖骨の下約5センチに左右に当てます。

胃：両手の指を胸骨の真下に当てます。

肝臓と胆のう：左手を胸骨の下端に当てます。右手で、マッチに火をつけるときのように、右側の肋骨の端を縦に21回軽くこすります。

脾臓と膵臓：右手を胸骨の下端に当てます。左手で、マッチに火をつけるときのように、左側の肋骨の端を縦に21回軽くこすります。

腎臓：両手の指を背中のウェストラインの約5センチ上に当てます。

膀胱：両手の指を恥骨の両側に当てます。

腸：片手の指をへその上に当て、右から左へ、だんだんと大きくなるように（渦巻状に）円を描きます[16]。

　これを行う間は必ず完全なヨガの呼吸法を行いましょう。息を吸ったあと、長めに呼吸を止めて、以下のアファメーションを唱えます。

ビジュアライゼーション

肺の治療中は白い色を思い描きましょう。肝臓と胆のうには緑を、胃、脾臓、膵臓には黄色を、心臓や小腸には赤を、腎臓と膀胱には青を思い描きましょう。

アファメーション

汚れを落とし、力を注入します。

---

[16] ジョ・コンラート、ベンヤミン・ザイラー "Atmen Sie sich gesund" in ZeitenSchrift 5/95, p.5.

37 ジョイント・ムドラ

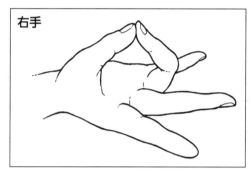

右手

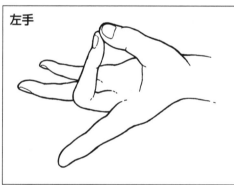

左手

右手:親指と薬指を合わせます。

左手:親指と中指を合わせます。

　必要に応じて、または1日4回15分間行いましょう。病気の場合は、このムドラを1日6回30分間行う必要があります。

　このムドラは関節のエネルギーバランスを整えます。私はハイキング後、特に歩いて下山したあとで膝が痛いとき、またはコンピュータの前で長く仕事をしすぎて肘に違和感があるときに、このムドラによって、それらを乗りこえるという経験をしました。

　関節痛を軽くするために使用できるダイナミックなヨガのエクササイズは数多くあります。これらについては私の著書『Basic Yoga for Everybody』（1999年 Weiser社より出版された書籍とカードのセット）を参照してください。私の年老いた親戚はみな、大小さまざまな関節症に悩まされています。20年前、私も膝と股関節の痛みに苦しんでいました。現在では、ヨガのおかげで全く症状はありません。湿布も効果的なものが多数あります。関節痛は慢性的で一生治らない、などという他人の意見を決してうのみにしてはいけません。それに打ち勝つことをしましょう！

　治るまでに何カ月もかかるかもしれませんが、根気よく続けていれば成功します。

すべての関節に効くすばらしいエクササ
イズは「リトルベア」（イラスト参照）です。
とても緩やかにゆっくりと円を描くのが大切
です。動作をするときに呼吸の流れをゆっ
くりにしましょう。

仰向けに横になり、あごを少し引いて、両
膝を抱えます。次に両脚と両腕を真上に伸
ばします。

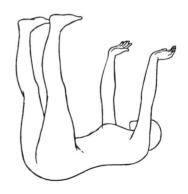

- 両手と両足を振ってリラックスさせます。
- 足と手の関節を回します。
- 両腕と両脚で大きな円を描きましょう。天井に無限大のマークを描くよう
  な感じです。
- 両脚と両腕を屈伸させましょう。

漢方薬：関節に効くハーブは、人間であれ動物であれ、いつもヒレハリソウ
(Symphytum officinale L.) です。

ビジュアライゼーション

自分の柔軟性を心から楽しんでいるところをイメージしてください。両
脚と両腕、両足と両手、頭と首を気楽に自由に動かします。ダンサーや
アスリートやパフォーマーになったつもりで、エネルギーの流れや気分
がどのように良くなるのかを感じましょう。

アファメーション

私は自分の柔軟性を楽しみます。
それによって魂を高揚させて心を刺激します。

---

38 カーレシュヴァラ・ムドラ

（時間を支配する神カーレシュヴァラに捧げる）

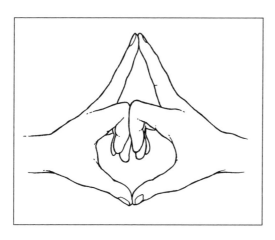

左右の中指の腹を合わせ、人差し指の第1関節と第2関節を合わせ、親指の先を合わせます。他の指は曲げておきます。親指で胸のほうを指して両肘を外へ広げます。

ゆっくりと10回息を吸って吐きます。次に呼吸に意識を向け、吸ったあとと吐いたあとの息を止める時間を少し長くします。

カーレシュヴァラ・ムドラはさまざまな思いが湧き起こるのを鎮め、動揺した感情を落ち着かせます。私たちが冷静になればなるほど次の思いが湧いてくるまでの時間が長くなります。より頭が冴え、自分を新たな目で見ることができるようになり、解決策を探して発見することができるようになります。

このムドラは性格上の特徴を変えるためや、記憶力や集中力を高めるため、中毒性のある行動を排除するためにも使用できます。こうした目的のためには、少なくとも10～20分は行う必要があります。

私たちは生きているかぎり、自分の人格を磨き続けます。このことは、石工が石の塊から彫刻を切り出す作業に似ています。これは戦いではなく、自分を正しい方向に愛情と理解を持って押し進める指針であるべきです。自分の性格上の特徴、習慣または中毒性が不愉快で嫌なものであればあるほど、それらを克服す

ることで成長できるのです。

漢方薬：心が忙しすぎるとき、特定の考えが心の中でぐるぐる回っていて忘れられないときは、バッチフラワー35番（ホワイトチェスナット white chestnut）が真の奇跡を起こします。

ビジュアライゼーション

- 最初にこの特性または習慣がもたらす効果を尋ねましょう。
- 宇宙意識にこのプロジェクトにおける助けとパートナーシップを求めましょう。
- できるだけ正確に新しい特性や習慣を説明しましょう。

 さあ あなたが新しい方法で行動して反応する場面を想像しましょう。

アファメーション

 私は（こんなふう、あんなふう）であることを楽しみます。

---

39 シヴァリンガム・ムドラ

（エネルギー充填ムドラ）

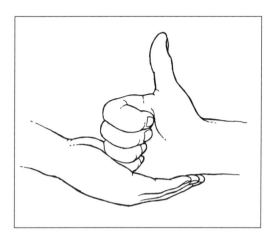

左手を受け皿にして、その上に右手を、親指を立てて置きます。左手の指は閉じて合わせておきます。両手を腹部の高さに配置し、両肘を両側に突き出し、少し前へ向けましょう。

好きなだけ何度も、または1日2回4分間行いましょう。

このムドラの右手はシヴァの男根、つまり男性の力を象徴します。シヴァはインド神話において破壊と変革のイメージを体現する最高神です。ちょうど男根が新しい始まりの象徴であるように、シヴァはまず何かを破壊することにより新しい始まりを可能にし、それによって必要な前提条件を作り出す神です。例えば、もしも花がしおれなければ、果実もできないでしょう。または私たちの体内の古い細胞が破壊されなければ、組織が異常に増殖するでしょう。それは永遠に続くサイクルであり、肉体的、精神情緒的レベルで私たちの中で完璧に機能しなければなりません。内なる力がそれを継続し、私たちはだれもが水の元素（付録C参照）に関連する自分の容器内にこの力を持っています。呼吸はこのエネルギー容器に栄養を与えます。だからこそ質の高い呼吸（p.13参照）がとても重要なのです。

水の元素は手と手のひらの縁でその効果を表し、親指は肺を通して吸収されるエネルギーの流れを表します。

このムドラは疲労、不満、倦怠感、うつ状態に対して使用することができます。また、長期間の緊張や重圧によって疲れ果てたと感じるときにも使用することができます。医者の診断を待つ間などの待ち時間に行うこともできます。このムドラは、どこを患っていても治療の過程を助けます。治癒という点では、このムドラは人々が知っているよりもはるかに多くの奇跡を起こしています。癒しが必要なときには、この事実を心の片隅にとどめておいてください。

ビジュアライゼーション

左手がすり鉢で、右手がすりこぎだと想像してください。最初の呼吸の間、あなたの具合を悪くするあらゆるものが、黒い小石のように左手の中に落ちていくと想像しましょう。右手の縁で全部細かくすりつぶし、それから細かい砂のように手から吹き飛ばします。そのあと、しばらくの間座ったままで、手で作ったボウル（あなたのエネルギー容器）の中に右の親指を通して癒しのエネルギーが流れ込むのを感じましょう。次のアファメーションを数回、熱心に唱えましょう。

アファメーション

癒しの光が私の体の全細胞を照らし、溶かすべきものすべてを溶かし、
ふたたび築き上げなければならないものを築き上げます。

ありがとう！

---

40 ダイナミック・ムドラ

その名前から予想できるとおり、このムドラは、指を静止させるのではなく動かします。

毎回息を吐きながら、親指の先に他の1本の指先を乗せます。息を吸いながら、乗せた指をまた伸ばします。これを行いながら音節のマントラを唱えます（下記の例を参照）。これを両手でそれぞれ行いましょう（息を吐くことから始め、吐き切ってから吸いましょう）。

「サー」と言う間は親指と人差し指で押し合います。
「ター」と言う間は中指と親指を使います。
「ナー」と言う間は薬指と親指を使います。
「マー」と言う間は小指と親指を使います。

2度目は、親指で他の指の指先の代わりに指の爪を押します。3度目は親指で他の指の指全体を押します。この時押している指の先を、手の中に押し込むようにします。

このムドラは毎日5～30分間行うことができます。

私たちが子どもの頃は、童謡の一節に合わせて指を押したり曲げたり伸ばしたりする指遊びをしていました。現在、理学療法士や教育者は、言語障害や学習障害用にこうした手のエクササイズを使います。これは脳の活動を促して神経をリラックスさせるすばらしいムドラです。集中力を高めて内なるリラクセーションを生み出すのです。必ずゆっくりと呼吸して、リラックスした状態で規則正しく息を吸って吐いてください。

41 ジュニャーナ・ムドラとチン・ムドラ

（意識のポーズと知識のポーズ）

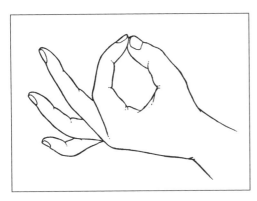

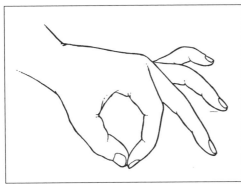

親指の指先を人差し指の指先の上に乗せ、他の指は伸ばします。手を太ももの上にリラックスした状態で乗せます。これを両手でそれぞれ行いましょう。

このムドラは、指が上を向いて天を指すときは、ジュニャーナ・ムドラと呼ばれ、指が下を向いて大地を指すときは、チン・ムドラと呼ばれます。

このムドラには2つの方法があります。第1の方法は上記のように親指と人差し指の指先を互いに合わせる方法で、第2の方法は人差し指の指先を親指の第1関節に当て（p.140に図示）、親指で人差し指の爪に軽く圧力をかける方法です。第1の方法は受動的に受けとるポーズで、第2の方法は積極的に与えるポーズです。

これらは2つの最も有名なハタ・ヨガの手のポーズで、肉体、精神、情緒、スピリチュアルのレベルで効果があります。

これらのポーズは人間の意識（親指）に関連する本質を象徴します。3本の伸

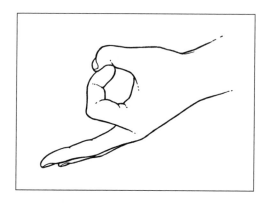

ばした指は3つのグナ—小宇宙と大宇宙の両方で進化を続ける特性、タマス（無気力）、ラジャス（活発）、サットヴァ（バランスと調和）を象徴します。人差し指と親指で作られる閉じた円はヨガの実際の目的—個人の魂である真我（アートマン）と世界の魂である宇宙我（ブラフマン）の統合を表します。

　このムドラはヒンドゥー教の神々の絵画の中によく見られます。絵の中では右手は心臓まで上げられ、合わせた親指と人差し指が信者に向けられています。これは教義を示すポーズです。このポーズは仏教徒の間でも知られており、ヴィタルカ・ムドラ（議論のポーズ）と呼ばれ、これにより神やブッダは言葉の意味を明確に示します。キリストも古いビザンチン様式の肖像画の中でこのポーズをとっており、カトリックの礼拝では、司祭は聖変化の儀式のあとに同じポーズを行います。

　ジュニャーナ・ムドラを心臓の高さで行う姿は美しいものです。手を心臓の高さに上げて、人差し指と親指を合わせましょう。このとき指は内側と上を向いていなければなりません。ここでは指は単純に神の知恵を象徴しています。これは神の知恵に対する人間の信仰心とその認識を表します。私はいつもこのポーズに、心に触れる優しさを感じます。

　ジュニャーナ・ムドラのこれらのバリエーションによって、私たちはスピリチュアルなレベルで自分を見出します。けれども、肉体的な効果を見落としてはいけません。体の不調を癒すためにこのポーズを使う場合は、ジュニャーナ・ムドラとチン・ムドラのどちらを行っても違いはありません。ケシャブ・デブ氏によると、このムドラは精神的な緊張や障害の状態を改善して、記憶力や集中力を高める万能薬なのです。

　このムドラは、心を晴れやかにします。だれもがどのような状況でも「頭をすっきり」させていたいのです。さらに不眠症、眠気、抑うつ状態、高血圧にも使用されます。このムドラは他のムドラと組み合わせることができます。他のムドラの前後に行うことで、それらの効果を高めることができるのです。右手でこのポーズを行い、左手で別のムドラを行うこともできます。このムドラの別の使用法はp.6を参照してください。

　このムドラは金属の元素（付録C参照）を活性化し、白い色に関係があります。白は一見何もない空間のようでいて、充満していることが隠れています。白は誕生と死、新しい始まりと完成の色です。白は統一と平和の色でもあります。白は心を晴れやかにして魂に平和をもたらします。

ビジュアライゼーション

白い色を思い描いてください。まず心の中で白い物体を見ることで白を思い描き、次にその白だけを抜き出すのです。白い壁を思い浮かべ、その形と色が自分の上に降りてくるのを、驚きをもって見つめましょう。そこに暗号化したメッセージが隠れているかもしれません。

アファメーション

神の知識は私の人生をより豊かにより生きやすくしてくれます。
神の知恵は私の心を喜ばせて道を示してくれます。

スピリチュアル・ムドラ

　これから紹介するムドラは、太古の昔から瞑想や祈りを補助するために寺院や教会で使われてきました。それらはヒンドゥー教の神々の描写やキリスト、ブッダ、聖人たちの肖像画の中によく見られます。それぞれの神々や賢人の手のポーズは内なる心の状態を表しており、瞑想している人は、意識的であれ無意識であれ、それと同じ心の状態になりたいと願っています。ムドラは私たちが手に入れたい特性の象徴です。人は長い瞑想的な内観を経て、これらの特性を身につけることができます。また、ギリシャの美術館を訪れた人々が、多くの神々の彫像を見たあとに姿勢が良くなる例もあります。

　私はスピリチュアルなことが毎日の生活、将来設計、過去の清算に組み込まれていると信じています。そのため、本章では思考と感情の癖に対処する新しいムドラも紹介しています。

　この章では基本的に、どのくらい長くムドラを行えばよいかについてはほとんど記載しません。それは一人一人によって違うからです。内なる成熟度によって、そのムドラ瞑想をたった1回、しかもほんの数分間行えば効果を感じられる人もいれば、数日間または数週間、1日に7～30分瞑想してはじめて、何かが変わった、またはより高い意識とのつながりが深まったと気づく人もいるでしょう。

42 アンジャリ・ムドラ

（祈りのジェスチャー）

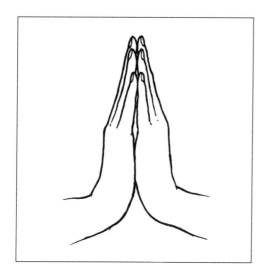

　心臓のチャクラの前で両手を合わせましょう。2つの手のひらの間にわずかな空間を残しておきます。瞑想の最初または最後に、両腕を広げて天へ向けてしばらくの間座るか立っていましょう。

　胸の前で合掌することには心の中で集めたものを支え、調和、バランス、安らぎ、静寂、平和を作り出す効果があります。このポーズは左右の脳を活性化して両者の働きを調和させます。神に願いごとがあるとき、心から叶えたい望みがあるとき、このムドラは懇願の瞑想を助けます。このポーズで、尊敬や感謝の気持ちも表現します。インドでは、これは挨拶や感謝のポーズであり、周囲の人々への尊敬を表します。

　古代ケルト族とチュートン族は両腕を上げて自分たちの神と接しました。このポーズはとても強力で、キリスト教への改宗中に禁止されました。のちに再び導入され、修道会の司祭たちや修道者たちだけはその使用を許されるようになりましたが、一般の人々には禁止されていました。ここでの権力者とはだれを意味したのでしょう？　インドやネパールでは、人々は神聖な人々に、そして自分たちが尊敬する人々に対してこのポーズを行います。

すでに述べたように、このムドラは私たちの考えを落ち着かせて、明瞭さを生み出します。思考を落ち着かせることは、つねにある特定の力に基づいています。その力とは肉体の強さを築き、気持ちを安定させて、明瞭さと強さを生み出す力です。

ビジュアライゼーション

自分が権力の聖なる場所にいると想像してください。おそらくあなたは自分にとって特別な意味を持つ権力の聖なる場所のことを知っているでしょう。頭の中では、いつでも自分だけの秘密の部屋にその場所をもたらすことができます。必要なものと調和する場所を思い描くこともできます。その場所をできるだけ正確に想像してください。私たちは聖なる場所では特別なエネルギーを感じます。このエネルギーを自分自身の中でも感じようとしてください。このムドラはあなたに静寂をもたらすでしょう。願いごとをしたとしても、質問したとしても、賞賛したとしても、感謝したとしても、とにかく救いを望むなら、あなたは適切なときに可能な限り最高の方法で確実に救われるのです。瞑想の最後には、しばらくの間静かにしていましょう。神の平和と喜びに浸りましょう。

アファメーション

あふれる感謝の気持ちで、私は自分を待つ神を受け入れます。

43 ディヤニ・ムドラ

（瞑想の―熟考のポーズ）

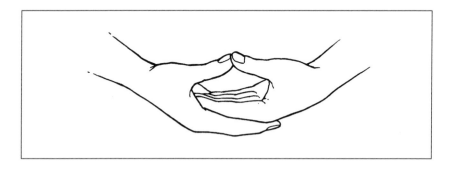

　両手を膝の中に置いて受け皿の形にします。左手を右手の中に入れて親指を互いに合わせます。

　これは伝統的な瞑想のポーズで、私は特別な目的もなく瞑想するときはいつもこのポーズを取ります。ただ座って自分の呼吸に注目すると、完全に受け身になって、神の力を自分の中で自分のために働かせることができます。私は神が自分にとって唯一最高でありたいと願っていること、そして私がそれを許せばいつでもどこでも助けてくれることを知っています。「御心が行われますように」とは心からの最高の喜びを表現しています。

　受け皿の形をした2つの手は、私たちの心がスピリチュアルな道に必要なすべてを受け入れるために、自由で純粋で空っぽの状態であることを表しています。宇宙には空っぽの空間はないため（私たちが「空っぽ」と思うものはすべて微弱なエネルギーに満ちています）、この空所には新しいエネルギーが充填されるようになるのです。その質は、私たちの思考と感情が決定します。だからこそ事前に許すという行為を行って、生きとし生けるものと平和に暮らしていることがとても重要なのです。

　それは親友との暗黙の協力のようでもあります。あなたがたにはもはや言葉を交わす必要はありません。大切なことは全部すでに語り尽くしているとわかっているから満足なのです。そのつながりを感じること、それで十分なのです。

　伝統的な瞑想では、このムドラによって心が空っぽに、つまり全く何も考えていない状態になります。これはとても難しいので、第2の方法も紹介します。まずは呼吸に注目します。すべての感覚を呼吸に集中させるのです。これは比較的うまくいきますが、それでもなお難しい場合もあります。もしも呼吸から意識が離れてほとんど集中できないならば、またはもしも否定的な陰気な方へ向かうわずかな傾向を感じるならば…

ビジュアライゼーション

　…そのときは神のシンボル（光、三角、車輪、花、石など）を目の前に想像してください。それがあなたと神をつなぐ錨となるでしょう。

アファメーション

御心が行われますように。

---

44 内なる自己のムドラ

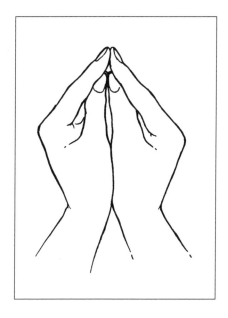

両手の人差し指、中指、薬指、小指の先と腹を合わせます。親指は隣り合わせにします。「道路」のように、それらは触れている小指の指先に通じます。小指の先の下にそこを通って光が揺らめく空っぽの空間が形成されます。この開口部は神の知恵を通して心臓の力を特徴づけます。この開口部は一人一人違っています。何年間も熱心に手のエクササイズを行っているソフィー・ロデッリはこう言っています。「このムドラは人間の本質を象徴していますが、普段は肉体の力で隠されています。けれども喜びや苦しみを通して現れたり、内なる存在によって導かれたりすることがあるのです」[17]

最初に額の前でこのポーズを取り、瞬きをせずにできるだけ長く開口部をのぞき込みます。次に両腕を下げて、あごの約3センチ下でこのムドラをしばらく行いましょう。古代の神話によれば、両手は無意識に魂の宿る場所に置かれ、その周囲に祈りの場所を形成します。さあ自分の呼吸に意識を集中させましょう。

[17] ソフィー・ロデッリ、Handübungen als Heilgymnastil (Munich, 1961), p.73.

　息を吐くたびに「フーー」とささやき、自分自身を小さな開口部を通して無限の宇宙に、偉大な神話にいざないましょう。

　瞑想をするときのように足を組んで座ってこのムドラを行うと、体中でたくさんの三角形が作られます。まず指の間の小さな空間に始まり、両手の上、腕、脚、そして全身のポーズに。三角形は神のシンボルであり、私たちの体はいく通りもの方法でこのポーズを通してこれを表現しています。このムドラは言葉を使わない祈りであり、沈黙の瞑想、神への信仰心です。

　このムドラによって、私たちは果てしない神の領域に入ります。私は今日このムドラで瞑想したあと、「偶然」ヘルマン・ヘッセの詩が頭によぎりました。

　　　私たちは形あるものと空想の中で生き
　　　暗い夢が私たちに語りかける
　　　永遠に変わらない存在に
　　　苦しむ日々に感じるのみ

　　　私たちは詐欺と妄想を喜ぶ
　　　道案内のいない盲人のようだ
　　　時間と空間の中で切に探し求める
　　　永遠の中にしか見つけ出せないものを

　　　私たちは贖罪と救済を望む
　　　非現実的な夢の贈り物の中に──
　　　なぜなら私たちは神であり
　　　創造の始まりの瞬間に立ち会うからだ [18]

---

[18] ヘルマン・ヘッセ、Traumgeschenk, p.311, trans, from German.

45 パドマ・ムドラ

（純粋のシンボル）

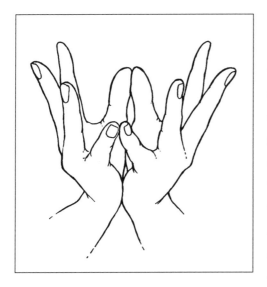

両手の縁と指の腹だけが互いに触れるようにして両手を胸の前に置きます。これはハスの花のつぼみです。ここで両手を開きますが、小指の指先と親指の側面だけは触れたままにしておきましょう。他の指はできるだけ大きく開いてください。4回深く呼吸したあと、両手を閉じて元のつぼみに戻し、それから両手の指の爪を合わせ、次に指の背側、手の甲を合わせて、両手をしばらくそのまま下に向けてリラックスさせます。それから、両手をつぼみの、そして開いた花の形に戻します。これを何度も繰り返しましょう。

　このムドラは心臓のチャクラに属し、純粋のシンボルです。愛は善意、好意、コミュニケーションと一緒に心臓に宿ります。私たちは、昆虫のために花びらを開いている花のように、愛を純粋に保ち、無条件に与えるべきなのです。花は昆虫たちの栄養でもあり、寒い夜に温かさを与えるものでもあります。一方昆虫たちは受粉して、花が存在目的を果たす手助けをします。私たちは多かれ少なかれ同じように、いい意味でも悪い意味でも両方で、周囲の人々とつながっていて影響し合います。開いた花には私たちを待ち受けるもう1つのメッセージがあります。

　花は太陽、神の原理に対して開き、自分が必要とするすべてのものに自分自身

を与えます。しかも豊富に与えます。そして「必要とする」以上に多くを受け取り
ます。私たちが咲き誇る花を見て楽しいと感じるのは、花が喜びと神の賛同を内
包しており、それを私たちに向けて放っているからです。

　疲れ果てた、人に利用された、誤解された、孤独だと感じるとき、このムドラを
行いましょう。神の力へ自分を開放し、必要なものは何でも、そしてそれ以上のも
のを受け取りましょう。

ビジュアライゼーション

心の中にハスの花（またはスイレン）のつぼみを想像してください。息
を吸うたびに花は少しずつ開き、やがて最後には完全に開いて日光を
たっぷりと吸収します。そして花は、光、明るさ、温かさ、愛、望み、喜び
で満たされていきます。

アファメーション

私は自分自身を自然へ開放します。

私は自分自身をすべての人間に存在する善に開放します。

私は自分自身を神に開放します。大きな祝福を受けるために。

---

46 アバヤ・ムドラ

（保護を約束するポーズ）

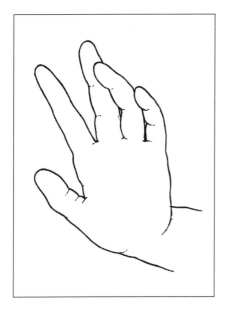

右手は手のひらを前に向けて胸の高さに上げます。左手は左の太もも、膝、または心臓の上に置きましょう。

このポーズは多くの神々の描写に見られます。これは信者の保護と不安からの解放を約束します。さらにそれぞれの神の強さも表します。

不安や恐怖は基本的に弱さの表れであることは覚えておかなければなりません。中国五大元素理論によれば、とりわけ火の元素における弱さは他者に対する恐怖を作り出し、木の元素における弱さは他者に支配される恐怖を作り出し、金属の元素における弱さは、近すぎる距離または遠すぎる距離（孤独）に対する恐怖を作り出し、地と水の元素における弱さは、一般に挑戦と生命に対する恐怖を作り出します。恐怖には無限に多くの面がありますが、その原因はつねに弱さです。ヨガマスターたちの最大の戒律は非暴力です。精神情緒的レベルでの強さも含み、人は強ければ強いほど、より非暴力で生きていくことができます。それは強い人間はめったに攻撃されないからです。多くの人々は、内なる葛藤の結果弱くなります。それは自分の中で統一感が欠如しているからです。こうした内なる戦いは、妥当な戦う相手を引きつけることにより外の世界で行われます。このムドラに救いを求めるときはこうした事実を心に留めておきましょ

う。けれども、このムドラを行うだけで問題が解決するわけではありません。

　魂のこうしたネガティブなパターンを変えていくことは、ビジュアライゼーションと一緒に行う時間のかかるプロセスであるため、このムドラは不安な状況で最初に役立つ手段となるでしょう。

ビジュアライゼーション

心の中で銀か金のじょうごを想像してください。息を吸っている間に、神の光（勇気、善意、自信）がじょうごを通って頭の中に流れ込みます。そこから体内に流れ込みます。自分自身をそれで満たしてあげましょう。息を吐いている間に、光は右手を通ってまた外へ流れ出し、あなたは直面しなければならないそれぞれの人や物にそれを向けます。きっとあなたはそれを複数の人に届けたいと思うでしょう。さあ思い切って、自然に思い浮かぶことを何でもしてみましょう。自分を不安にする人や物のためにこの瞑想をもっと頻繁に行って、いい結果で自分自身を驚かせてください！

アファメーション

私はこの人（またはこの物）の中にある善を信じます。
その善はやがて私にとって明らかになります。

---

47 ヴァラダ・ムドラ

（願いを叶えて慈悲を与えるムドラ）

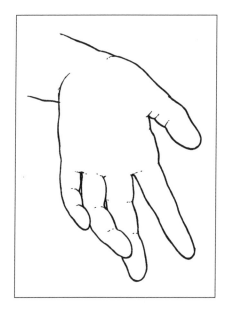

左手を下向きにして手のひらを前に向けます。右手は膝か太ももの上に置きます。

このムドラはヒンドゥー教の神々の描写に好まれるポーズです。名前が示すように、これは許しと慈悲に関連があります。さらに、信者たちは神が自分たちを十分に祝福してくれ、願いを叶えてくれることを願っています。与える者は許され、許す者は十分に祝福されるでしょう。許しという言葉にはつねに自分自身に対する許しの意味も含まれています。自分自身も他人も許すということは、確かに人が人に求めることができる最も難しいことです。けれどそれに成功すれば、最高にすばらしいことです。寛大な開いた手は、やがて内外の両方で新しい豊かな物で満たされます。ここで私の経験からお話しすると、みなさんにはぜひ「許す力」を身につけていただきたいのです。きっと最初は難しいかもしれませんが、その場合は、自分の中にある神の力に助けを求めてください。

許す行為は、一年中集中して行うべきではないと知っておくことも大切です。これを続けたらへとへとに疲れ果ててしまうことでしょう。この方法は春か秋の解毒プログラムに組み込むのにぴったりです。

「それは埋めてしまいましょう」という言い回しは許しの主題となり、自然は毎年秋にその方法と理由を示します。土の下に種をまかなければ、新しい植物は育たないでしょう。

もしも私たちが自分の過去を埋めることができなければ、それが病気につながるほど重い負担となるでしょう。そして内なる発達も妨げられてしまうでしょう。

あなたの許しを必要とする人の持ち物が、目の前にあると想像してください。息を吐くたびに、あなたのネガティブな感情をこの物の上と中に吹きかけます。最後に、その物を包んで、あなたにとって特別な意味を持つ場所に埋めましょう。あなたはこれを想像することができる、または儀式としてそれを行って実際に地中に否定的な物を埋めることができます。

ビジュアライゼーション

きっとあなたは心の中のこの場所を、あとでたびたび訪れて一人一人にいい考えを送るでしょう。健康で幸せな人は決して人を傷つけたいとは思わないもので、私たちを苦しめてきた人々には特に私たちの祈りが必要です。これを行うために聖人になる必要はありませんが、それを時々行えば「あなた自身が癒されて健康になる」でしょう。

アファメーション

私は、これまでの自分のまちがった言動のすべてについて
自分を許し、あなたのこれまでのまちがった言動のすべてについて
あなたを許します。

48 ブーミスパーシャ・ムドラ

（啓発のポーズまたは証人を呼ぶポーズ）

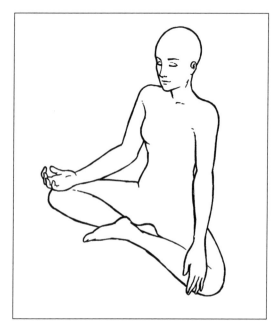

　左手を下に向けて大地を指して指で床に触れます。右手は開いた花のように上に向けて天を指します。

　ブッダはイエスと同じく、教義を表明し始める前に悪にそそのかされましたが、両者ともそれに抵抗することに成功しました。官能的な欲望の神、マーラはブッダに語りかけて、彼には瞑想するときに座っていたほんのわずかな土地さえも得る資格がないと信じさせようとしました。するとブッダは右手の指で地面に触れて、自分には数々の善行によって地球に留まる資格が十分にあることを証言すると誓いました。この伝説は啓発を実現したければ、地上での自分の義務をまず果たすことがいかに重要であるかを示しています。

　あらゆる形の宇宙意識が、私たちの周囲のすべてのものやすべての人の中に現れていて、私たちが自分たち一人一人の意識を通してすべてのものとつながっていると気づいてはじめて、すべての偉大な宗教の第1戒律が明らかになるのです。

　自分自身を愛して自分の周りの世界を愛してください。あなたと周囲の世界は一つです。私たちはより大きな全体の一部です。内側にあるものは外側にもあります。全体は部分の合計よりも大きいのです。最大は最小の中にあります。私たちはこの力の全体の大きさを完全に理解することは決してできないでしょうし、それでいいのです。

ビジュアライゼーション

一つの物体や存在（石、植物、動物など）をただ見つめましょう。息を吸いながら、そのエネルギーを吸収し、息を吐きながら、自分のエネルギーをそれに与えましょう。毎回の呼吸は紐のようであり、そのつながりはどんどん濃くなって、やがてあなたはそれと一つになります。あなたはこのように宇宙意識とつながることができ、それによって永遠なる融和への道が示されるでしょう。

アファメーション

宇宙意識とつながることで、
私は人生の道の上で自分自身が導かれ、保護され、
支えられ、守られていることを感じます。

---

49 ダルマチャクラ・ムドラ

（車輪の回転のポーズ）

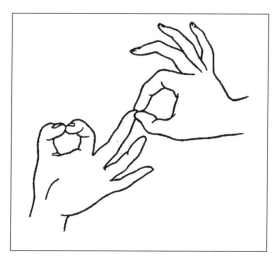

右手を左手よりも少し高くして両手を胸の前に上げましょう。両手それぞれの親指と人差し指を合わせます。左手の手のひらを心臓に向けて、右手の甲を体に向けます。左の中指は、右手の親指と人差し指が閉じた円を形成する場所に触れます。

　読み進める前に、少しの間休憩し、ダルマチャクラ・ムドラを試しましょう。このムドラを作りながら、とても深く、ゆっくりと、丁寧に呼吸し、どのように3本の指が互いに触れているかに意識を集中させましょう。どのように感じますか？　自分の気持ちの変化に気づくことはできますか、それともできませんか？

　この両手は2つの車輪を形作っています。ヒンドゥー教の神話では、車輪は完了、または多様な経験を通して人を導く人生の輪の象徴です。けれどここには2つの車輪があります。これは輪廻転生の教えを示します。左の中指（土星）はこの世から次の世への、そして死と誕生からの移行を表します。

　私にとってこのムドラには、もう一つの非常に特別な意味があります。心臓を指す左手は私の内なる世界を象徴し、右手は周囲の世界を示します。内側と外側は調和していなければなりません。

さもなければ私のエネルギーはバランスが取れず、私は幸せではありません。これは、例えば、私が社会に貢献して自分の義務を果たさなければならないことを意味します。そのとき初めて、私は平和と静寂の中に入ることができます。けれども、自分自身が自省する時間を十分に取ることも重要で、そうすることによって、新しい力と知恵を引き出すことができます。このムドラも永遠の変化という事実に注意を引きつけます。いいときと悪いときの両方に当てはまる基本理念は「これもまた過ぎるだろう」と思うことです。これを覚えておけば、私たちはすでに内なる平静、平穏、調和に少しだけ近づいています。

ビジュアライゼーション

光の形、より高い次元の自分を思い描き、その自分に人生の浮き沈みを通して現次元の自分を賢明に導くように頼みましょう。あなたはその自分にどんなことでも頼むことができます。次にそのあとしばらくの間は黙って耳を傾けましょう。おそらく光の形にも、あなたに何か語ることがあるでしょう。

アファメーション

私は感謝の気持ちを持って、自分にとって何がベストかを知る、
より高い次元の自分に身を委ねます。

50 ヴァジュラプラダマ・ムドラ

（確固たる信頼のポーズ）

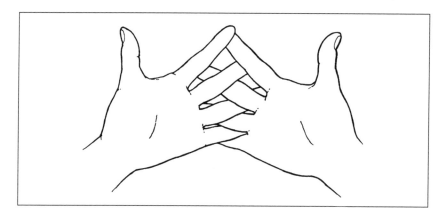

　胸の前で両手の指を交差させます。確かで根本的な信頼は健全な自信の基盤となるものです。私たちには何が起きても対処できると思えるときもあれば、自信をなくして不安になり、何が起きても何もできないと思ってしまうことも何度もあります。物ごとをもっとよく見ると、内なる強さが自分の自信にどれほど大切かということに気づきます。弱っているときには、（肉体的、精神的、情緒的に）どんなレベルであっても、不安な気持ちが忍び寄ります。私たちは特定のムドラ、運動と呼吸のエクササイズ（p.43参照）によって内なる強さを築き上げることができます。

　さらに、私は宇宙意識とのつながりを失うと疑い深くなったり、くよくよ考えたり、不安を感じたりし始めることがわかっています。私たちは宇宙意識から離れた単なる一つの「思考」であり、その距離をとび越えることはいつでもできると知っているのです。宇宙意識、すなわち神はいつもそこにあります。でも私たちはどこにいるのでしょう？　この認識が私の人生を変えてしまいました。

　この事実をいつも思い出すために、ポケットの中に、または机やパソコンの上に、

何かお守りのような物を置いておくとよいでしょう。

ビジュアライゼーション

瞑想の最初に、大きな声や静かな声で、正確にはっきりとした言葉で質問や要求を言いましょう。そして与えられる指示に感謝しましょう。瞑想の残りの間ずっと、ただ静かにして呼吸に意識を向けていましょう。

アファメーション

私は最高の全能の創造物であり、
その強さと力はいかなるときも私を優しく支えてくれます。

---

51 ナーガ・ムドラ

（蛇神ナーガは超自然力、知恵、利口さ、可能性を象徴します）

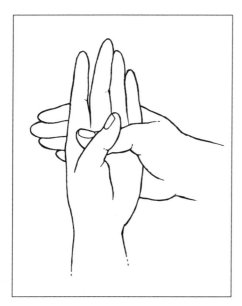

胸の前で両手を交差させ、さらに両方の親指を交差させます。このポーズは「より深い洞察力のムドラ」と呼ばれることもあります。スピリチュアルな道を歩くときでさえ、私たちは何度も世俗的な課題に直面するでしょう。これらの課題に取り組むことによってのみ私たちはその道を進むことができます。そうすることによって、人生の目的を果たすことができるのです。だからこそ、ナーガ・ムドラを使って日々の問題を解決することがとても有用なのです。下すべき決断、特定のことがらの意味、将来、そしてスピリチュアルな道に関する質問に対する答えを期待することもできます。何かを知る必要があるときは、適切なタイミングで知ることができるでしょう。けれども質問して耳を傾けなければなりません。

激しく燃える炎は力強い要素です。私たちを温め、動かし、活性化します。このような理由で、火のビジュアライゼーションは必ず何かの動きを開始させ、強さを増大させ、心地よく緊張を和らげます。私たちが心の中で骨盤底に火を灯すと、その火は私たちに強さだけでなく光も与えます。私たちはこの光をたいまつのように持ち歩くことができ、その光が私たちの行く道を照らします。

ビジュアライゼーション

あなたの想像力で骨盤底に火を灯しましょう。息を吸いながら、炎を高く上へ燃え上がらせ、あなたは炎のように心を燃やして世界に出会います。頭脳明晰で頭が冴えるように炎を高く燃え上がらせ続けましょう。最初は深く力強かった呼吸が、やがてゆっくりと穏やかになり、流れるようになります。息を吸うたびに、座っているあなたの姿勢は内も外も両方でさらにまっすぐになり、まるで上に引っ張られているようです。息を吐きながら、この状態を維持しつつ内なる緊張を解放しましょう。しばらくの間静寂の中にいてください。まずは自問し、それから自分の内なる声に耳を傾けましょう。

アファメーション

全感覚を神に集中し、
賢明な助言と偉大な行いを感謝して受け入れます。

52 プッシュパプタ・ムドラ

（一握りの花）

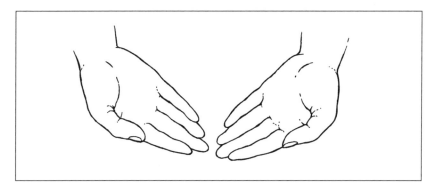

　　両手を空っぽの受け皿のようにして太ももの上に置いてください。指をリラックスした状態で閉じて、親指は人差し指の外側に沿わせます。

　　ここで注目するのは開放性と受容性です。人生（または宇宙）ではどのような富が私たちを待っているでしょう？　私たちの不注意によって、何度それを見逃がしているでしょう？　私たちは新しいチャンスに対してなぜ何度も内や外の扉を閉ざしているでしょう？

　　私たちは正しい軌道に戻るために、必要となる宇宙からのさりげないヒントを、何度無視しているでしょうか？　つねに心を開いていれば試練をすべて回避することができます。なぜ心の扉を閉じるかという1つの理由は、無気力に加えて、恐怖です。しかしどんな不運も、私たちが純粋な心を求めて努力していれば、私たちに近づいて影響を与えることはできないのです。これは宇宙の法則です。私たちは自分たちと同類のものだけを引き寄せるのです。このような理由で、精神情緒的な健康がとても重要なのです。自分の中に時折沸き起こるネガティブな感情を避けることはほとんどできませんが、それらを受け入れて、その形を変えることは

いつでもできます。これは成熟過程の一部です。

　プッシュパプタ・ムドラはこの開放性を表します。開いた手によってのみ私たちは世界を豊かにすることができ、開いた心と開いた魂によってのみ宇宙意識が私たちに与えるものを受け取ることができます。

ビジュアライゼーション

あなたの両手は開いた花のようです。頭の上にもう一つの花を想像してください。息を吸いながら、宇宙から愛、温かさ、喜び、平和を象徴する金色の光線がやってくるのをイメージしましょう。開いた花を通して光線があなたの最も深い部分に流れ込みます。次に少しの間息を止めて自分自身を満たし、息を吐きながら心臓を通してこの富を世の中に発散させましょう。

アファメーション

私は神の喜び（またはヒーリングパワー、光、愛など）に
自分自身を開放して、それによって自分を満たします。
私は心臓を通して世界にそれを発散させます。

ハタ・ヨガのムドラ

　　タ・ヨガのムドラの第1文書記録は、「Hatha Yoga Pradipika」
ハ　（Pradipikalは「ヨガの小さなランプ」の意味）と「Gheranda
　　Samita」（賢人ゲーランダの教義集）の中にあります。第1編では
10のムドラを記し、第2編ではさらに15を記して、全25ムドラとなっています。
これらの書物によると、ムドラの効果は日々の不調を癒すことから、高齢になって
も若々しい活力を保つこと、さらには自分が死ぬ日を見極めることにまで及びま
す。けれども、多くのヨガマスターたちはこうした約束ごとを、文字通りに受け取り
すぎてはいけないと考えています。これらは初心者以外の人々に向けた、表面的
な説明であると言うのです。ムドラの奥深い側面は、真剣に実践する人々にのみ
師の導きを通して明らかになるのです。

　伝統的なムドラは主にクンダリーニを目覚めさせるためや、広がる意識状態を
経験するためや、悟りを開くために使用されます。こうした実践は綱渡りのようで
あって危険であるため、経験豊かな師と一緒でなければできません。私が毎日の
生活でムドラを使って本書に示すように、ムドラは基本的には心、体、魂の健康に
役立ちます。これは、私がムドラを行うのに十分な理由です。

　著名なヒンドゥー教ヨガマスター、スワミ・サティアナンダ・サラスワティ氏は、私
たち一般の人でも行えるようにムドラを解説した最初の人でした。彼は体と呼吸
の働きを大幅に強化するために、体のポーズ（アーサナ）と呼吸エクササイズ（プ
ラーナーヤーマ）を組み合わせてムドラを行うように助言しています。

　ムドラは瞑想の理想的な準備でもあります。現在では、パワー・ヨガやクンダリーニ・ヨガなどの他の流派も彼の意見に賛成しています。

　ここではまず座禅で行うムドラを紹介し、次にムドラのシーケンスを紹介します。

座禅の姿勢で行うエクササイズ

ジュニャーナ・ムドラとチン・ムドラ

（意識のポーズと知識のポーズ）

　ハタ・ヨガで紹介される唯一の手のムドラとしてp.3とp.139に記載します。

● 座禅の姿勢を取ってこのムドラを記載の通り行いましょう。

ブーチャリ・ムドラ

（空間を凝視）

● 白い壁の前で（目で壁を見ながら）座禅の姿勢を取りましょう。
● 鼻と上唇の間に右手の親指を置きます。
● 小指を見つめます。
● 少ししてから、手を下げて小指のあった場所を見続けます。
● この点にできるだけ長く意識を集中させて他のことは何も考えずにいましょう。

効果：記憶力と集中力を高めて心を穏やかにします。

シャンバヴィ・ムドラ

（眉間の上の方を見る）

● 座禅の姿勢を取り、両手でジュニャーナ・ムドラかチン・ムドラ（p.139参照）を作りましょう。
● 額の中央を見るかのように中央上部に視線を向けてください。
● 思いを鎮め、何も考えず、またはただ呼吸を観察しましょう。
● 目が疲れたらすぐにムドラをやめてください。

効果： 私は「メンタルトレーニング」[19]でこのムドラと出会いました。これは心を落ち着かせる効果と、ストレスを減らす効果が高いことが実験により証明されています。最も高度に発達したヨガの技術の一つだと考えられます。このムドラによって私たちは精神世界を超越して、最高の意識領域の中に入ることができると言われています。

アゴチャリ・ムドラ

（鼻の先を見つめる）

● 座禅の姿勢を取り、両手でジュニャーナ・ムドラかチン・ムドラ（p.139参照）を作りましょう。
● 鼻の先に視線を集中させましょう。
● 目が疲れたらすぐにムドラをやめてください。

効果： このムドラは集中力を高め、神経系を静め、ルートチャクラを刺激します。

---

[19] ゲアハルト・H・エッガースベルガー Power fur den ganzen Tag (Wien, 1995), p.40.

アカシ・ムドラ

（内なる空間の意識―舌を歯茎につける）

- 座禅の姿勢を取りましょう。
- 両手の中指の腹にそれぞれの親指を当てます。
- あごを少し上げて目を額の中心に向けます。
- 舌を後方に丸めて舌先を歯茎につけましょう。
- 呼吸の４つの相（息を吸う、長く呼吸を止める、息を吐く、長く呼吸を止める）を観察しましょう。

効果：これは私が、西洋式のメンタルテクニックとして出会った別のムドラです。私たちをすばやく軽いトランス状態に導き、脳の活動を活性化し、感情を落ち着かせ、心のバランスを作り出します。この舌の位置は、感情や気分に関係する辺縁系にいい影響を与えます。このムドラはさらに、右脳と左脳の統合を助けます。経絡システムに関して言えば、歯茎につけた舌は重要な経絡を活性化します。その結果、エネルギーが一時的にロックされ、より強力な充電が起こります。数週間続けて、一日数分このムドラを行うとよいでしょう。

ブージャンガニ・ムドラ

（蛇の呼吸）

- 座禅の姿勢を取り、両手でムドラ番号８ アパーナ・ムドラ（p.74参照）を行いましょう。
- ここで音を立てて水を飲むように空気を飲み込み、それをお腹へ向けましょう。
- リラックスした状態でお腹を膨らませて、この部分に少しの間空気をためておきます。

- 空気を吹き出すように外へ出します。
- このエクササイズは3～5回連続で行えば十分です。

効果：このムドラは腹部を鍛え、ガスを排出し、消化管に洗浄効果があり、胃の不調を消し去ります。

カキ・ムドラ

（カラスのくちばし）

- 座禅の姿勢を取りましょう。
- 唇を「O」の形にしましょう。
- 鼻の先に視線を集中させましょう。
- ここで口を使ってゆっくりと十分に息を吸いましょう。
- 口を閉じて約10秒間息を止めます。
- 次にとてもゆっくりと鼻から息を吐きます。
- 10～30回繰り返しましょう。

効果：カキ・ムドラには口、歯茎、そして上部消化管全体の、胃から腸までの洗浄効果があります。したがって、肌もいっそうきれいになります。さらに、自律神経系を静める効果があります。甘味、塩味、酸味、苦味の味覚も良くなります。また、唾液分泌を促す効果と冷却効果もあります。

ヨニ・ムドラ

(内なる源の密封)

- 座禅の姿勢を取り、ゆっくりとリズミカルに深く呼吸しましょう。
- 息を止めて両親指で両耳を、両人差し指で両目を、両中指で鼻の穴をふさぎます。両薬指は唇の上に、両小指はその下に置いて口を閉じます。
- 中指を鼻から外してゆっくりと息を吐きます。他の指も当てていた元の場所から放しましょう。
- 息を吸ってからもう一度鼻の穴をふさぎます。
- 息を止めて静寂の中へ進みましょう。
- 中指をもう一度外して息を吐きます。
- 何度も繰り返しましょう。

効果：すばらしい静寂が生まれ、すべての感覚器官が敏感になります。これによって外部の影響をすばやく意図的に遮断することもできます。

シャンティ・ムドラ

(平和のムドラ)

- 座禅の姿勢を取りましょう。目を閉じて両手を膝の上に置きます。
- 息をすべて吐き切ります。ルートチャクラ（付録D参照）に意識を集中させてマハ・バンダ（p.172参照）を行いましょう。
- 数秒間息を止めます。
- 息を吸いながら、マハ・バンダを解放します。肺が空気で満たされて体がわずかに膨らんだら、両手を胃（ソーラープレクサスチャクラ）、胸骨（ハートチャクラ）、額（フォアヘッドチャクラ）の上に当てましょう。

- ここで両腕を大きく広げて意識をクラウンチャクラに集中させましょう。
- 何度も繰り返しましょう。

効果：呼吸が深くなります。平和の感覚が沸き起こります。このムドラはさらにルートチャクラの生命エネルギーを燃え立たせ、それを全身に行き渡らせ、それによって内なる力、個人的な魅力、健康を得る手助けをする、とスワミ・サティアナンダ・サラスワティ氏は言います。ルートチャクラから生じる力が平和のエネルギーであると想像すれば、このムドラをさらにとてもすばらしいスピリチュアルな側面と結びつけることができます。それがあなたの心、体、魂を満たします。両腕を広げることで、あなたは生命力を世界に送り出します。それが祝福のポーズとなるのです。

マハ・バンダ

いわゆるバンダ（ロックエクササイズ）は
伝統的なヨガのムドラとも関係があります。

- 座禅の姿勢を取りましょう。さあ十分に息を吐きます。同時に両手を太ももの上に押し当てて、便と尿を止めるように、膀胱と括約筋の筋肉を同時に緊張させることで会陰（PC）の周囲の筋肉組織を締めます（ムラーバンダ）。通常のエクササイズでは、これはケーゲルエクササイズ（骨盤底筋体操）と呼ばれます。
- 次に腹壁を引っ込めましょう（ウディヤナ・バンダ）。
- そして咽頭の上にあごを押し当てます（ジャランダーラ・バンダ）。
- 数秒後、すべての緊張を解放し、あごを上げて、深く息を吸います。
- 何度も繰り返しましょう。

効果：マハ・バンダは弱い膀胱、痔、便秘、下垂した臓器、弱い消化機能、浅い呼吸、首の張りに使用することができ、これらの症状や病気に予防効果があります。脳のエネルギーもこのバンダの収縮によって活性化されます。私は普段は瞑想の前にマハ・バンダを行います。そうすることによってより速くより深い状態に入りやすくなるのです。このバンダによって軽いトランス状態になることがあり、とても気持ちよくなることがあります。

第3章

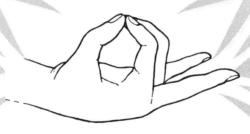

応用編

ムドラ・エクササイズ

前にも述べたように、ハタ・ヨガでのいくつかの体のポーズもムドラと呼ばれます。私はこれらを、他のヨガのエクササイズと組み合わせて、効果の高い有意義な連続したエクササイズにまとめています。アプローチとして提案しているものなので、必要に応じて行っても行わなくてもかまいません。行う場合は、エクササイズのあとか途中で、自分の呼吸リズムで、名エクササイズの最後に紹介するアファメーションを1~3回ゆっくりと唱えてください。

この一連のエクササイズを、瞑想の準備と考えてもいいですし、瞑想後に行ってもかまいません。特に長時間座っていたときには、このエクササイズは本当にいい息抜きになります。朝や夜に行うヨガの儀式の中で瞑想の時間とは切り離して行うこともできます。その効果は実践している間に起こる思考と感情にかなり左右されるため、各エクササイズにアファメーションが1つ含まれています。

準備運動とウォームアップエクササイズ

- 両手をアンジャリ・ムドラ（ムドラ番号42）の形にします。
- まず気持ちを落ち着けて立った状態で、何回か呼吸をしながら、意識を心臓の中心に集中させます。
- 息を吸いながら、両腕を上へ伸ばしましょう。
- 息を吐きながら、両手を胸に戻し、膝を曲げてしゃがみ込みます。
- 息を吸いながら、また立ち上がり、両腕を上へ伸ばします。
- 息を吐きます。
- 何度も繰り返しましょう。

アファメーション

私は天と地のパワーと自分自身を
結び付けます。

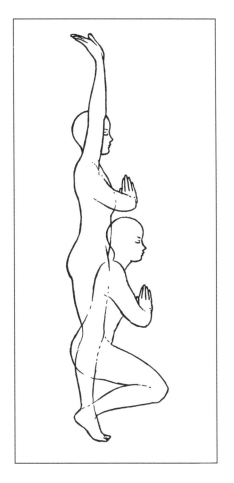

効果：気持ちを落ち着けて集中させ、体を温めます。

シヴァのメッセージ

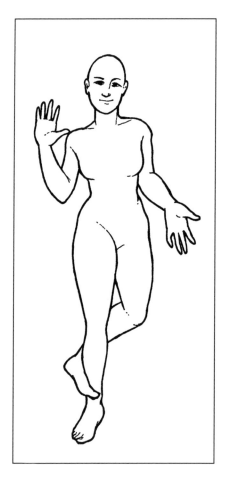

- 右足で立ち、左足を曲げます。
- 右手は恐怖を寄せ付けないポーズ（ムドラ番号46）の形にして、左手は慈悲のポーズ（ムドラ番号47）の形にします。
- このポーズを10回呼吸する間続けましょう。
- 足の位置を変えてあと10回呼吸する間このポーズを続けます。

アファメーション

私は天のパワーに守られて
支えられていると感じ、
すべての仲間に向かって
善意と慈悲を持つことを
証明します。

効果：内部の安定性と自信を強化します。心の善意を示す勇気をもたらします。

ヨガ・ムドラ

（一体となるアザラシ）

心地よく座って、できるだけ体
を前傾させることができるよう
に、お尻の下に厚めの安定した
クッションを敷くことをおすすめ
します。

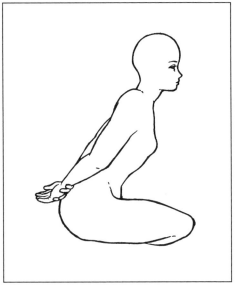

- 脚を交差させて座り、両手を
  背中に回して片手をもう片方
  の手で握ります。
- 息を吸いながら、意識をルー
  トチャクラから額のチャクラ
  へ移します。
- 息を止めて、数秒間額のチャ
  クラに意識を集中させておきましょう。
- 息を吐きながら、体を前傾させて、意識を額のチャクラからルートチャクラへ戻
  します。
- 息を止めて、数秒間ルートチャクラに意識を集中させておきましょう。
- 息を吸いながら、体をまっすぐに戻して意識をもう一度ルートチャクラから額の
  チャクラに向けます。
- 息を吐きます。
- 流れるような動きになるまで6回繰り返しましょう。
- 次に足を組みかえて、反対の手を握り、エクササイズ全体をまた6回繰り返し
  ましょう。

アファメーション

感謝と賞賛の気持ちで、
私は宇宙で私を待っているものを受け止めます。

効果：このムドラは、消化不良、便秘、月経不順、膀胱障害などの多くの不調の原因となる下腹部の内臓を「マッサージ」します。個々の脊椎を互いに離し、それによって脊椎から出る脊髄神経を優しく伸ばして刺激します。これらの神経は全身を脳とつなぐため、これが活性化することで全身の健康に影響を及ぼします。最も重要なエネルギー源の一つとみなされるソーラープレクサスチャクラを特に刺激します。このヨガ・ムドラはさらに、うっ積した苛立ちや緊張を減らすのに役立ち、人々に内なる休息と平和を与えます。繊細なエネルギーの通り道であるナーディを開通させるので、ルートチャクラからの基本的な力も上昇します。

座禅の姿勢でのツイスト

- 左手を右膝に置き、右腕を後ろへ伸ばします。
- 息を吸いながら右を向きましょう。
- 右肩をできるだけ遠くに引き、肩越しに後ろを見ましょう。
- そのままの姿勢で15回呼吸しましょう。
- 両腕を上に上げて、思い切り伸ばし、反対側にねじります。最後に上へ伸ばしてねじるこの動作がとても重要です。
- 脚を組み変えて、反対側にも同じ動作をします。片側が終わったら最後に必ず両手を上げて反対にねじります。これを何度も繰り返しましょう。

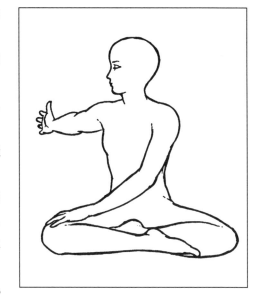

アファメーション

私の道は喜びと平和が定めるすばらしいゴールへと
らせん状に続いています。

効果：これは神経節と内臓へのマッサージになります。神経系、肝臓、脾臓、膵臓、胆のうを強化し、脊椎の代謝作用を刺激し、脊柱周辺の靭帯と筋肉を伸ばして絞ります。

サイドストレッチ

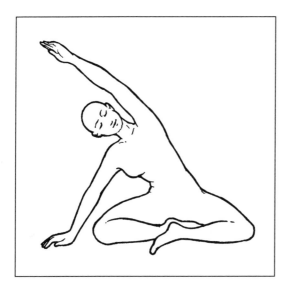

- 座禅の姿勢を取りましょう。
- 体の両側でそれぞれ手を床につきます。
- 息を吸いながら、右腕を上げて思い切り上へ伸ばしましょう。
- 息を止めて、右腕を左へ倒します。
- 息を吐きながら、右腕を元に戻して床につきます。

- 6回繰り返し、次に反対側で行いましょう。
- 脚を組み変えて、同じことを繰り返しましょう。

アファメーション

私は美しい物、いい物、
私のスピリチュアルな旅に必要なものすべてに心を開きます。

効果：前のエクササイズの効果を高めます。

タダギ・ムドラ

（池のアザラシ）

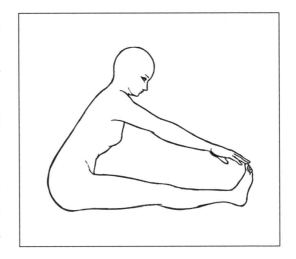

- 脚を伸ばし、姿勢を正して座ります。爪先に手の指を置いて、あごを少し引きましょう。
- 息を吸いながら、腹壁をできるだけ膨らませます。
- 何秒間か息を止めてから、ソーラープレクサスチャクラに意識を集中させます。ゆっくりと息を吐いて全身をリラックスさせます。
- もう一度リラックスした状態で息を吸って吐き、次にエクササイズ全体を10回繰り返します。

アファメーション

私は燃えているたいまつを持って、人生の課題に直面します。

効果：すべての内臓、特に胃、肺、腸にとって優れたエクササイズです。

マハ・ムドラ

（大きなアザラシ）

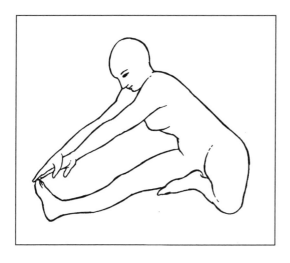

- 脚を伸ばし、広げて座りましょう。左足を右の太ももにつけて、次に右足の爪先か脚を手の指で触れます。しっかりとあごを引いて背中はまっすぐに伸ばしましょう（前屈みになってはいけません）。
- ここでマハ・バンダ（p.172参照）を3回行います。
- 次に20回以上呼吸する間にこのポーズを続けましょう。
- 最後に右脚を曲げて抱き寄せてリラックスします。額を膝の上に乗せて10回呼吸する間休みましょう。
- もう一度背筋を伸ばして、脚の位置を変え、反対側でも行いましょう。

アファメーション

私の内なるパワーは私を成長させて満足させます。

効果：このムドラは最も重要なエネルギー経路の流れを良くして、腹部と骨盤内の内臓を刺激します。

パスチモッターナーサナ

（バックストレッチ）

完全にリラックスした状態で前屈みの姿勢を取り、何度も呼吸しましょう。上半身を両脚で支えると、頭をリラックスした状態で下に向けられます。

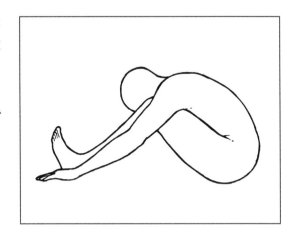

アファメーション

私は良好なパワーによって
自分自身がすばらしく支えられていることを実感します。

効果：骨盤内の血行が良くなり、安らぎ、リラクセーション、集中する感覚が生まれます。これは自省のポーズです。

アルダ・チャクラサナ

（橋）

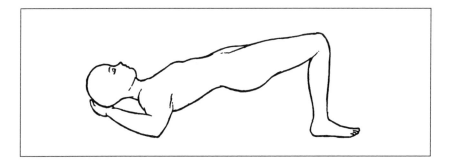

- 仰向けになり、両膝を立てて足を腰幅に開きます。
- 息を吸いながら、お尻と背中を上げましょう。
- 呼吸を止めて、肛門括約筋をぎゅっと収縮させ、骨盤底筋の筋肉組織を緊張させます（アシウィニ・ムドラ）。
- 息を吐きながら、緊張を解放しましょう。
- 何度も繰り返したあと、息を吐きながら背中を下げましょう。

アファメーション
私の心の橋はひとときから永遠へと通じます。

効果：肛門と骨盤底全体の表層筋（アウターマッスル）と深層筋（インナーマッスル）を鍛えて安定させます。多くの高齢者が悩む肛門外側括約筋の弛緩（緩み）を予防します。

パシニ・ムドラ

（輪縄にかかったアザラシ：単純形）

- 胸に膝を引き寄せ、両腕を膝の裏に当てて、手のひらを耳に当てます。
- このポーズ（a）を10回呼吸する間行い、次に数秒間胎児のポーズ（b）を続けます。

アファメーション

　　休息と平和が
私を完全に満たします。

効果：神経を落ち着かせて甲状腺を調節します。

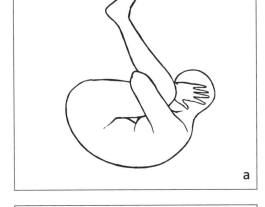

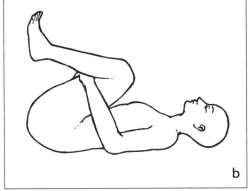

ヴィパリタ・カラニ・ムドラ

（半分のロウソク）

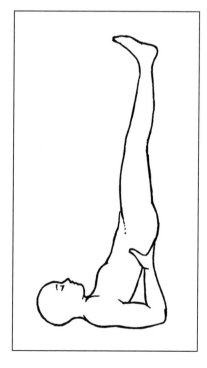

- 仰向けになり、両膝を立てて足を腰幅に開きます。
- 息を吸いながら、膝を胸に寄せ、次に両脚を垂直に立てます。骨盤を手で支えましょう。
- 最初の呼吸の間に、意識をソーラープレクサスチャクラに集中させましょう。2度目の呼吸の間にハートチャクラに、3度目の呼吸の間にスロートチャクラに、4度目の呼吸の間にもう一度ソーラープレクサスチャクラに集中させる、というように繰り返していきます。
- 12～36回呼吸する間にこのポーズを取りましょう。

- 息を吐きながら、膝を曲げて額に寄せます。次に慎重にゆっくりと床に戻って仰向けに横になりましょう。

アファメーション

私の深遠な部分には最高のものが宿ります。

効果：全身の血行が良くなり、肺、膀胱、腸の洗浄効果があります。

カータリ・ムドラ

（休息のポーズ）

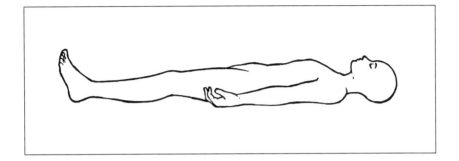

- 仰向けに寝て、両手を体の横に、または右手を左手の上に乗せて腹部の上に置きます。
- ここで息を深く吸って腹壁を膨らませましょう。腹部が十分に膨らんだらすぐに両手を肋骨まで滑らせてこの部分を広げます。肋骨をできるだけ広げたら、両手を鎖骨まで滑らせてこの部分を胸の上へ上げましょう。
- ゆっくりと息を吐いて何度もこの過程を繰り返しましょう。

　息を吐くたびに、自分自身の体がどんどん重くなるようにします。支えている床に体重を解放しましょう。息を吸いながら、自分が軽さや光で満ちあふれるようにします。息を吐きながら、あなたの中にあるすべての重さや暗さを解き放ちます。最後には、あなたは光、自由、平和、喜びに満ちあふれます。

効果：呼吸を改善して深め、自律神経系（臓器活動）を再生し、全身をリラックスさせます。

自分自身のムドラの作り方

本書で学んで手のエネルギーに十分詳しくなったら、あなた自身のムドラを作り出すこともできます。

- 新しいムドラを作り出すときには、つねに正しい心のあり方で尊敬の気持ちを持つことが成功へつながる大切な条件です。
- 各指の特性を学び、それに合ったポーズを選びましょう。
- ムドラを通じて達成したい結果や目的を説明する前向きな言葉を決めます。
- その文章を少なくとも3回声に出してゆっくりと自分の呼吸のリズムで話します。
- 結果や目的がどのように見えるかを正確に思い描きます。
- その結果がすでに起こったと想定し、そのときの気分を味わおうとしてみましょう。
- あなたが特に崇拝する神の力、聖人、天使の庇護の下にそのムドラを位置づけます。
- その結果をとても熱心に願いますが、つねに忍耐強く穏やかでいましょう。

ムドラにできないこと

本書では、肉体的だけでなく精神的、情緒的な回復の両方についていろいろと説明してきました。けれどもこれが起こらなければどうなるでしょう？

　これには原因となるさまざまな理由があるでしょう。それは忍耐力が足りないせいかもしれません。特に発症する前に、何年間も体内に潜んでいる場合が多い慢性の病気では、効果が表れるまでに何週間または何カ月間も毎日ムドラを行わなければならないことがわかっています。思考や感情や気分が、健康になるのを妨げている可能性もあります。また、健康とは内なる平和を意味し、内なる平和は、私たちが周囲の世界とともに平和に暮らすことができてはじめて手に入るものです。また、自分の内なる力に不満を感じながら暮らしていることが原因である場合もあります。こうした問題に愛を持って取り組めば、有害なものをすべて排除したり別のものに変えたりすることができるでしょう。

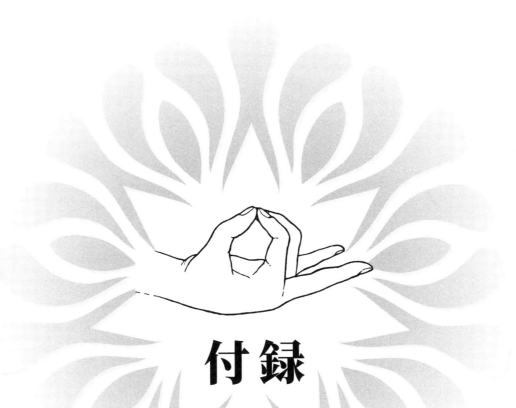

付録

付録A：栄養

ケシャブ・デブ氏やキム・ダ・シルヴァ氏のようなムドラの専門家たちはムドラを行うのと同時に栄養にも気を配ることを勧めています。これは古代のヨガマスターたちも知っていました。体液（血液、リンパ液）が肉体のエネルギーと神秘的なエネルギーの両方にどれほど浸透力があるかは、体内の老廃物の量に大きく左右されます。老廃物は私たちがどんな食品を選択するかに基づいて生じます。例えば、私のある知人は、何年間も高血圧の治療に薬が必要だったのですが（血管内の付着物は高血圧の原因となることがあります）、突然薬を飲むことに耐えられなくなりました。医者側では非常に心配したものの、最小限まで投薬量を減らしてもらったおかげで、友人はかなり気分が良くなり、血圧は正常値を維持しました。どうしてこんなことが起こったのでしょう？ 実は彼の妻が食生活を変えたからでした。新しい食生活にして数カ月後、血管内の老廃物が減少したため、彼の体がこのように反応したのです。

ここ数年間、私は栄養に非常に興味を持っています。

もしも私が一般の人々のような食生活を続けていたら、喘息とアレルギーは短期間で元に戻っていたでしょう。実は私のアレルギーは1985年以降消えていて、9日間のレモンジュース治療を行ってからは一度も症状は出ていません。これが私の現在の食生活です。

起床時：コップ一杯の水を飲む。

朝食：緑茶かハーブティ、バターかカード（ケフィア）チーズを乗せた全粒粉パ
ンとスプラウトとチーズ一切れ。

昼食：サラダか蒸し野菜、豆類、穀物またはポテト料理。

夕食：できるだけ少量で。例えば、野菜スープ、パン、チーズ、シリアルのバ
ナナ添え。

間食：午前中は水、お茶、果物。午後は一杯のコーヒーに小さなチョコレート
一つか甘いビスケットを少し。

私は、肉や魚は時々週末に食べるだけです。肉を食べ過ぎると呼吸が苦しくな
り、攻撃的になりますが、もっと大切な理由は私が大の動物好きで、動物を食べた
くないからです。また牛乳、トマト、唐辛子、キウイも肺や消化管内での粘液量を
増大させるため、食生活から除外しています。

確かなことが一つあります。自分で食事計画を立ててそれを自分の体のニー
ズに適応させることです。あまりに多くのことを自分に求めてはいけません。少
し知恵を絞るといいのです。私は毎日自問しながら食べる肉の量を減らしました
（父が肉屋だったのでわが家では肉がメインメニューでした）。「肉でなければな
らないのか、それとも野菜類などでも空腹と欲求を満たせるだろうか？」　心か
ら肉を食べたいと思ったらそのときは肉を楽しみました。けれど次第に何か他の
物を食べるほうがいいと気づくようになりました。やがて肉を食べる量を最小限ま
で減らしました。いつも心の中で力強く賢い象を思い描きましょう。彼らは草食
動物です。

また紅茶（かつての唯一の嗜好品）の飲みすぎを効果的な方法で減らすことも
できました。緑茶と混ぜて緑茶の割合をだんだんと増やすと、やがて紅茶はもう
飲まなくてもよくなりました。

私のハーブアドバイザー、エリザベス・スチュドラー氏は、他のお茶とちがって、

いつでも心から楽しめるということで緑茶を信奉しています。緑茶には浄化作用があり、腎臓、尿路、膀胱によく、がんに対する予防効果があります。もう一つアドバイスすると、熱湯は少し冷ましてから茶葉の上に注ぎましょう。

さらに健康食品店や薬局で買える、中国五大元素理論に基づいたブレンド茶をお勧めします。春には肝臓や胆のうに、夏には心臓と循環器に、秋には胃と膵臓に、晩秋には肺と大腸に、冬には腎臓と膀胱に効くブレンド茶があります。きっと次のアドバイスも役立つでしょう。

- 特に油、酢、海塩、全粒粉、乳製品は最高級製品だけを買いましょう。また可能な限りいつでも有機栽培の果物や野菜を買いましょう。
- 朝にはたっぷりの果物とたくさんの水分を摂取しましょう。
- 昼には主にサラダとタンパク質を含む食べ物を食べましょう。
- 夜はできるだけ少量にして、主に加熱した野菜と穀物の料理を食べましょう。
- シンプルな食事を摂り、3種類以上の野菜を混ぜてはいけません。
- よく噛んでゆっくりと、気分よく食べてください。食事を楽しみましょう。

こうしたいくつかの点に気をつけていれば、賢く、品質の高い自然な食生活を計画することができます。体の組織を不必要に損なわず、体を老廃物で満たすことなく、逆に体を強くして健康に保ち、心をリフレッシュして気持ちを高揚させる食生活を。

　例外のない規則はありません！　もしも体調不良が全くなければ、ときには外食に出かけたいときっと思うでしょう。そんなときは外に出て心から食事を楽しんでください！

付録B：
あらゆる病気に効くハーブ

ハーブを選ぶとき、エリザベス・スチュドラー氏と私は大半を地元（スイス）産のものでどこの薬局でも入手できるものと決めています。みなさんも同じように地元産にする必要があります。地元のハーブを買う、または信頼できるハーブ業者から買うようにしてください。たとえ費用がかなりかかっても最高級品だけを買ってください。現在では、乾燥ハーブの中にどれほどの薬効成分が残っているかを正確に分析できる特殊な測定装置があります。これには種まき、栽培、収穫、乾燥、保管が大きく関わっています。最適な品質を維持するために、豊富な専門知識と手間が必要で、それが値段に反映されています。

　大量のハーブティを飲む場合は、効果が現れたら必ずすぐに他の種類に変更しましょう。多くの植物の薬効成分は薬と同じで、過剰に摂取すると有害になる恐れがあります。リンデンフラワー（数分以内に突然大量に発汗させる作用がある）の抽出液など、多くのハーブには即効性があります。一方、数時間か数日経ってから効果が現れるハーブもあります。

　さらに、植物の性質を観察することによりそれぞれのハーブと精神的な結びつきを作ることができます。この話題については現在非常に多くの優れた書籍があります。

　ハイキング中に植物に出会ったら、近づいて自分の悩みをその植物に話してみましょう。ごく小さな植物の完璧な形を眺められるように、次の誕生日には自分に拡大鏡をプレゼントしてあげましょう。きっと新しい世界が目の前に広がるでしょう。もしもあなたに病気があって、自然の中で過ごすことができないなら、植物の写真でも同じ目的を果たすことができます。写真を使って植物の魂と触れ合うことができるのです。どんな植物もたいていは優しくて穏やかな効果があります。優しい手触りも癒しになります。バッチ・フラワーレメディの「父」、エドワード・バッチ氏が証明したように、植物は体だけでなく心と魂も癒してくれます。今日こそ心を植物に開きましょう。今日はまさにそれにふさわしいときです。

　どうか「役に立たない」と思っていたとしても植物を尊重してくだい。なぜなら私たちはそれらがどんな働きをするかを知らないのですから！　そうした植物も宇宙の力が創造したものであり、その内部には必ず特別な秘密が隠されているのです。

付録C：
中国五大元素理論

何千年もの間、体のエネルギーは伝統的な中国医学において重要な役割を果たしてきました。この治療方法は一般にエネルギーと、特に個々の臓器のエネルギーを扱います。

中国人はすべてのエネルギーが同じ特性を持つわけではないことに気づきました。それぞれの特性にしたがって、彼らはエネルギーを元素にちなんで、木、火、地、金属、水と名付けました。人間も、自分たちの中に例えば、木の特性を、特に、肝臓と胆のうのエネルギーや経絡の中に、また、思考や感情の中に持っています。このエネルギーが弱ければ、それは対応する臓器内に現れ、私たちの考えや気分にも現れます。私たちがムドラやそれに対応する瞑想イメージやアファメーションを行うと、それぞれのエネルギーに、ひいては精神的、情緒的レベルにプラスの効果があります。

　　ここに五大元素と関連する特性を示します。

　　木は成長、新しい始まり、スタミナ、行動を表します。

　　火は個性、熱、寛容さを表します。

　　地は集中力、消化、変化、安定を表します。

　　金属は明晰性、清潔さ、コミュニケーションを表します。

　　水は適応力、感受性、休息、生命エネルギーの貯蔵を表します。

　　次の表はさまざまな特性と五大元素との関係についての調査結果を簡潔に示したものです。表の下部には元素や関連する臓器を強めるものと弱めるものを一覧にしています。必要に応じて、治療をサポートするためにムドラを変更したり捕捉したりすることを検討することもできます。そのためのアドバイスの中にはとても楽しいものもあります。もっとたくさん笑ったり、歌ったり、ダンスをしたり、新鮮な空気の中で多くの時間を過ごしたりしましょう、というのはそれほど驚くような提案ではありません。あなたが最近おもしろい映画を観たのは、あるいは、ユーモアのある本を読んだのはいつですか？　あなたが最後にダンスしたり、歌ったり、豪華なパーティに行ったのはいつですか？

五大元素の特性

特性	木	火
季節	春	夏
エネルギーが流れる方向	上向き	全方向
関連する経絡と臓器	肝臓、胆のう	心臓、小腸、血液循環、三焦
感覚器官	目	舌
体の構造	腱、関節軟骨、爪、髪	血管、体温
味覚	酸味	苦味
色	緑	赤
形	高い、円筒形	三角形、先鋭形
感情	親切、抑制、独創性、怒り	喜び、開放性、憎しみ
元素を強めるもの	休息―特に横になること、喜び、安らぎ、リラクセーション、将来の前向きな展望	お祝いのパーティ、気持ちの温かさ、愛情、喜び、ハイキングやジョギング、ダンス
元素を弱めるもの	働きすぎ、セックスし過ぎ、移動しすぎ、食べ過ぎ、イライラしすぎ	運動不足、気持ちの冷たさ、孤独、長時間、過度に集中し続けること

五大元素の特性（続き）

地	金属	水
晩夏	秋	冬
下向き	内向き	―
脾臓、 膵臓、 胃	肺、 大腸	腎臓、 膀胱
口	鼻	耳
筋肉	皮膚	骨
甘味	辛味	塩味
黄／茶	白	青／黒
平坦、 四角形	円形	波形、 不規則
休息、集中、 同情、心配	勇気、秩序、 悲しみ、憤り	慈悲、適応、 満足、安心感、 不満、不安
歌うこと、 円満な家庭、 安心感、 円満な雰囲気での 　適量のおいしい食事	戸外で十分に体を 　動かすこと、 呼吸エクササイズ、 十分な時間と空間が 　あること	静かな喜び、 適量の活動と休息、 健康的な食生活
移動しすぎ、 転居、 他人についての心配、 甘い物や冷たい物や 　生物の摂りすぎ	時間の不足、 過度の制限、 触れ合いの不足、 悲しみ、 粘液を形成する食べ物	睡眠不足、 不規則な生活、 不安、継続的なストレス、 騒音、過度な光、 不摂生

付録D：
チャクラに関する用語

現在ではチャクラに関して非常に多くの資料があるので、ここではチャクラとは何か、どこにあるのかについてのみごく簡単に説明しましょう。人間は肉体と肉体でない部分の両方で、多くの様々なエネルギーレベルで構成されています。脊柱に沿って５つのエネルギー渦があります。それらは車輪のように動いていて特定の色をしています。額の部分にもう一つの渦があり、さらに頭蓋の上にもう一つあります。これらはいわゆる主要チャクラです（これとは別にマイナーチャクラもあります）。脊柱に沿った５つのチャクラは５本の指に関連します。チャクラは変圧器に例えることができます。体内に流れ込んだエネルギーを集めて、処理して変換し、再分配するからです。チャクラはナーディと呼ばれるエネルギーの通り道の交差点のようなものです。ナーディはチャクラにエネルギーを供給して再運搬するのです。さらに、チャクラはその周波数を思考や感情などの人間が理解する感覚に変換します。そしてエネルギー不足を補って様々なエネルギーを適切な場所に分配します。チャクラはエネルギー体の内臓とも呼ぶことができます。

　一定期間に何度もチャクラの一つに意識を向けると、そのエネルギーは活性化します。過剰なエネルギーは有害となる恐れがあるため、このことは軽視すべきではありません。ここに記載する説明に注目すれば、いい結果だけが起こるでしょ

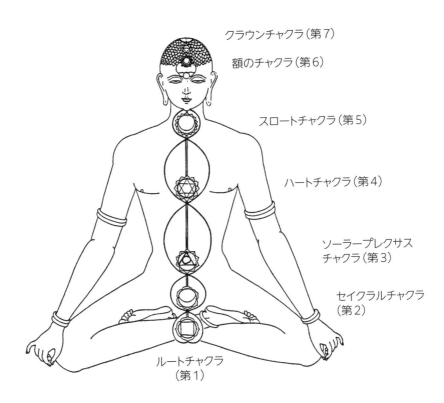

クラウンチャクラ（第7）

額のチャクラ（第6）

スロートチャクラ（第5）

ハートチャクラ（第4）

ソーラープレクサス
チャクラ（第3）

セイクラルチャクラ
（第2）

ルートチャクラ
（第1）

う。体が弱っているときは、たいていチャクラもその働きがかなり弱っているので、少しパワーアップさせたところで有害にはならないでしょう。

　もしもあなたがチャクラとそれらの働きについてもっと知りたいならば、スワミ・シヴァナンダ・ラーダ氏による書籍『Kundalini Yoga for the West: A Foundation for Character Building, Courage and Awareness?』[20] をお勧めします。p.206の表でわかるように、チャクラと個々の指にも関連する性格上の特徴と能力があります。

---

[20] シヴァナンダ・ラーダ, Kundalini Yoga for the West: A Foundation for Character Building, Courage and Awareness (Palo Alto, CA: Timeless Books, 1993).

チャクラと対応する能力および特性

チャクラ	性格上の特徴
ルートチャクラ（1） （ムーラダーラ）	生命力、大地とつながる感覚、 基本的信頼、自信、 自然の法則と調和する安心感
セイクラルチャクラ（2） （スワディシュターナ）	種の生存、性欲、家族、社交的なこと、 創造力、周囲の世界との結束
ソーラープレクサスチャクラ（3） （マニプーラカ）	想像力、未来への展望、行動欲求、 過去の受け入れ、分解、 創造して破壊する内なる炎
ハートチャクラ（4） （アナーハタ）	人生への愛、喜び、愛、愛情、好意、 無条件の源、 人間とすべての生き物とすべての 　元素と創造物全体への無償の愛
スロートチャクラ（5） （ヴィシュッダ）	純粋さ、倫理、知識、広がった意識、 完全なる調和
額のチャクラ（6） （アージュナー）	二重性の解消、 あらゆる精神活動の調節、 論理的思考、直感、 インスピレーション、記憶。 ここでは人は自分自身を統一体とみなす （意識、超意識、潜在意識が合流する 場所）
クラウンチャクラ（7） （サハスラーラ）	幸福な状態、 個人の意識がここでは宇宙意識と 　つながる

おわりに

私は喜びと感謝の気持ちを胸に本書を締めくくります。ムドラを研究して本書を執筆することで、私自身もおおいに成長できたのですから。人生において、自分の道を進むために役立つ新たな見識を得ました。最も大切な教えは、おそらく新たな信頼が次々と深められたことです。というのも、研究を始めると、ムドラと科学的または実践的に関わって何年間もムドラをうまく利用してきた人々と私は「偶然にも」知り合いになったのです。私の質問にはつねに答えてくださいました。私はみなさんを勇気づけるために、これらをお伝えしています。私はみなさんより優れているわけでも、みなさん以上の人間であるわけでもありません。私に救いが与えられたのなら、みなさんにも生活のあらゆる面で救いがあるはずです。

神を信じることは多くの人にとって当たり前のことではありません。きっとみなさんも私と同じでしょう。つまり、信じるという基本的なことに何度も取り組まなければならないでしょう。私はそうしながら、次のアプローチが特に有効であることを発見しました。

できるだけ静かにしてみましょう。たとえ数分でもいいのです。もしもそれによって不安や不幸を感じるならば、あらゆることを真剣に考えて、粘り強く解決策を探しましょう。人間関係、仕事、人生に満足していないために感じる不健康で憂うつな気分には必ず特別な意味があります。それは克服しなければならない障害物であり、つまり私たちが自分の人生の道を進みたいと願うなら、この挑戦に取り組めばよいということを意味します。

　私たちは歯ぎしりしながら、または持って生まれた陽気な性格で人生における自分の役割に取り組むことができます。そしてその問題が深刻であればあるほど、克服するにあたってますますユーモアの明るさに私たちは助けられるでしょう。ユーモアによって私たちは最大の障害を乗り越えることができます。

　ユーモアがあれば、私たちは難なくその障害の上に立てるでしょう。障害が大きければ大きいほど、その上からの眺めはすばらしいでしょう！　またこの過程でずっと穏やかで開放的な心を持ち続けることも大切です。たとえ最初は物ごとがうまく運ばなくても、次には何かもっといいことが必ず待っています。ときには何かが手の届かないところへ行ってしまうことがありますが、そのあとに必ずもっといい何かがやってきます。解決策がもたらしたものが最初はそれほどいいと思えないこともありますが、あとになって思い返せばそれが最善の策だったとわかるものなのです。

　現在がいかに希望のないものに思えても、日常生活の小さな喜びを楽しみましょう。私たちはだれもが自分の中に、全てを最高にする方法や小さな喜びを最大に楽しむ方法を知っている人生の達人がいます。この人生の達人のおかげで私たちは自由にふるまうことができます。これを上手に使いこなせるようになれば、周囲の世界をより幸せなものにすることもできます。

　また成長の可能性のあるもの、例えば自信、平静さ、粘り強さ、ユーモアなどにはすべて時間が必要であり、挫折を伴うものであり、必要な時間は人によっても違うということを知っておくことも大切です。なかには本書をしばらくの間使って、ムドラの効果が現れたらそのあとは見向きもしない人もいるでしょう。ムドラを止めれば、すぐに以前のパターンに戻ります。でもそれは問題ではありません。そんなときは本書に戻ってムドラをもっとひんぱんに行うようにすればいいのです。たとえ完全に元に戻っているように見えたとしても、決してそうではありません。本書を別の視点で見ると本書の中に、そして自分自身の内部に新しい奥行きを感じるでしょう。私たちの歩く道は、山肌を山頂まで曲がりくねって進むらせん状の道のようなものです。私たちは道の険しい山の同じ側を何度も歩きますが、必ず前より高い場所を通過します。だからこそ目を見開いて楽しい気分で登り続けなけ

ればなりません。

　いつも朗らかで期待に満ちた気持ちでいましょう。次の曲り角の向こうでは何に出会うでしょう？　私たちは何を期待しているのでしょう？　私がヨガを始める前に考えていた嫌なことがすべて遅かれ早かれ私に起こるなどだれも想像できません。私の空想には際限がありませんでした。自分たちを幸せにするすばらしいことを想像することもできますし、逆に病気、深い孤独、貧困など、あらゆる悪いことを想像することもできます。それならば最高のことを期待して何が起こるかを自信たっぷりに確かめてみませんか？

　私はこの能力に磨きをかけることを学び、今も学び続けています。みなさんもぜひ挑戦してみてください。そうすれば道を曲がるたびに新しい大小さまざまな冒険が待っているでしょう。私は自分の期待どおりになる経験を何度もしています。これが宇宙の法則なのです。

　要するに、静かにムドラを行い、その最中はずっと粘り強く心を集中させておくのです。いつも新しい解決策を探して新しいものに心を開いておきましょう。いつも最高のものを期待して、待ち受けるものを喜んで受け入れましょう。私はすべてのみなさんの幸せをいつもお祈りしています！

参考文献

Bach, Edward. *Blumen, die durch die Seele heilen*. München, 1984; English language readers may want to read *The Bach Flower Remedies*. New Cannan, CT: Keats, 1997.

Berendt, Joachim-Ernst. *Ich höre—also bin ich*. München, 1993; English language readers may want to read *The Third Ear: On Listening to the World*. New York: Henry Holt & Co., 1995.

Berufsverband deutscher Yogalehrer (BDY). *Der Weg des Yoga*. Petersberg, 1991.

Braem, Harald. *Die Macht der Farben*. München, 1987.

Brooke, Elisabeth. *Von Salbei, Klee und Löwenzahn*. Freiburg, 1996.

Conrad, Jo and Benjamin Seiler. "Atmen Sie Sich gesund" in *ZeitenSchrift*, 5/95.

Da Silva, Kim. *Gesundheit in unseren Händen*. München, 1991.

———. *Richtig essen zur richtigen Zeit*. München, 1990.

Da Silva, Kim and Do-Ri Rydl. *Energie durch Bewegung*. Wien, 1997.

Eckert, Achim. *Das heilende Tao*. Frieburg, 1996.

Eggetsberger, Gerhard. *Charisma-Training*. Wien, 1993.

———. *Kopftraining der Sieger*. Wien, 1996.

———. *Power für den ganzen Tag*. Wien, 1995.

Felder, Pauline. *Gesundheits-Brevier*. Solothurn, 1993.

Friebe, Margarete. *Das Alpha-Training*. München, 1983.

Gach, Michael Reed. *Heilende Punkte*. München, 1992.

Goleman, Daniel. *Emotional Intelligence*. New York: Bantam, 1997.

Hesse, Herman. *Traumgeschenk*.

Hirschi, Gertrud. *Basic Yoga for Everybody*. York Beach, ME: Samuel Weiser, 1999.

————. *Innere Kräfte entdecken und nutzen*. Freiburg, 1996.

————. *Yoga für Seele, Geist und Körper*. Freiburg, 1993.

Höting, Hans. *Qi-Gong-Kugeln*. München, 1995

Hürlimann, Gertrud I. *Handlesen*. St. Gallen: Wettswil, 1996.

Johari, Harish. *Das große Chakra-Buch*. Frieburg, 1979; English language readers may want to read *Chakras: Energy Centers of Transformation*. Rochester, VT: Inner Traditions, 1987.

Lad, Vasant. *Ayurveda, the Science of Self-Healing: A Practical Guide*. Twin Lakes, WI: Lotus Light, 1990.

Lütge, Lothar-Rüdiger. *Kundalıni: Die Erweckung der Lebenskraft*. Freiburg, 1989.

Mala, Matthias. *Handenergie*. München, 1993.

————. *Heilkraft der Sonnen-Meditation*. München, 1995.

————. *Magische Hände*. München: Hugendubel, 1998.

————. *Seelen-Energie deiner Fingeraura*. München, 1993.

Middendorf, Ilse. *Der erfahrbare Atem*. Paderborn, 1985.

Namıkoshi, Tokujiro. *Japanese Finger Therapy*. New York: Japan Publications, 1994.

Ornish, Dean. *Dr. Dean Ornısh's Program for Reversing Heart Disease*. New York: Random House, 1990.

Ramm-Bonwitt, Ingrid. *Mudras—Geheimsprache der Yogıs*. Freiburg, 1988.

Rappenecker, Wilfried. *Fünf Elemente und Zwölf Meridiane*. Waldeck, 1996.

Reid, Lori. *Health ın Your Hands: How to Gain a Detailed Picture of Your State of Health from Your Hands*. London: Aquarıan Press, 1993.

Rodelli, Sofie. *Händeübungen als Heilgymnastik*. München 1961.

Ros, Frank. *The Lost Secrets of Ayurvedic Acupuncture: An Ayurvedic Guide to Acupuncture.* Twin Lakes, WI: Lotus Press, 1994.

Rueger, Christoph. *Die musikalische Hausapotheke.* München, 1991.

Sacharow, Boris. *Das große Geheimnis.* München, 1954.

Schiegl, Heinz. *Color-Therapie—Heilung durch Farbkraft.* Freiburg, 1982.

Schleberger, Eckart: *Die indische Götterwelt.* Köln, 1986.

Schrott, Ernst. *Gesund und jung mit Ayurveda.* München, 1996.

Schwarz, A. A., R. P. Schweppe, and W. M. Pfau. *Wyda—die Kraft der Druiden.* Freiburg, 1989.

Singh, Satya. *Das Kundalini Yoga Handbuch.* München, 1990.

Sriram, Angelika. *Lotosblüten öffnen sich: Indischer Tempeltanz.* München, 1989.

Storl, Wolf-Dieter. *Heilkräuter und Zauberpflanzen zwischen Haustür und Gartentor.* Aarau, 1996.

Swami Sivananda Radha. *Kundalini Praxis: Verbindung mit dem inneren Selbst.* Freiburg, 1992.

Swami Sayananda Saraswati. *Asana—Pranayama—Mudra—Bandha.* Hergensweiler, 1989.

Tawm, Kim. *Geheime Übungen taoistischer Mönche.* Frieburg, 1982.

Thyler, Maya. *Wohltuende Wickel.* Worb, 1993.

Wagner, Franz. *Akupressur leicht gemacht.* München, 1985.

Weber, Divo Helche. *Alta-Major Energie.* München, 1987.

索引

著者：

ゲルトルート・ハーシ (Gertrud Hirschi)

スイスのチューリッヒにある自身のヨガスクールで過去16年間、最新の医学的症例に基づいたヨガを教えていた。スイスを始め、ドイツやギリシャでセミナーを行っている。主な著書に『Basic Yoga for Everybody』(Weiser) がある。この本はカードとセットで販売されてる。

翻訳者：

桑平 幸子 (くわひら さちこ)

京都女子大学短期大学部文科英語専攻卒業。訳書に『チルドレンズヨーガ』『歴史的古城を読み解く』『テキスタイルパターンの謎を知る』『シンプルサラダ』(いずれもガイアブックス) など。

MUDRAS YOGA IN YOUR HANDS

フィンガーヨガ ムドラ

発　　　行　2021年5月10日
発　行　者　吉田 初音
発　行　所　株式会社 ガイアブックス
　　　　　　〒107-0052 東京都港区赤坂1-1 細川ビル2F
　　　　　　TEL.03 (3585) 2214　FAX.03 (3585) 1090
　　　　　　http://www.gaiajapan.co.jp
印　刷　所　モリモト印刷株式会社